JN330143

歯科医院の活性化　仕事の視える化シリーズ

Part 3

人財として人を育てる

Human Resources

小原啓子　編著

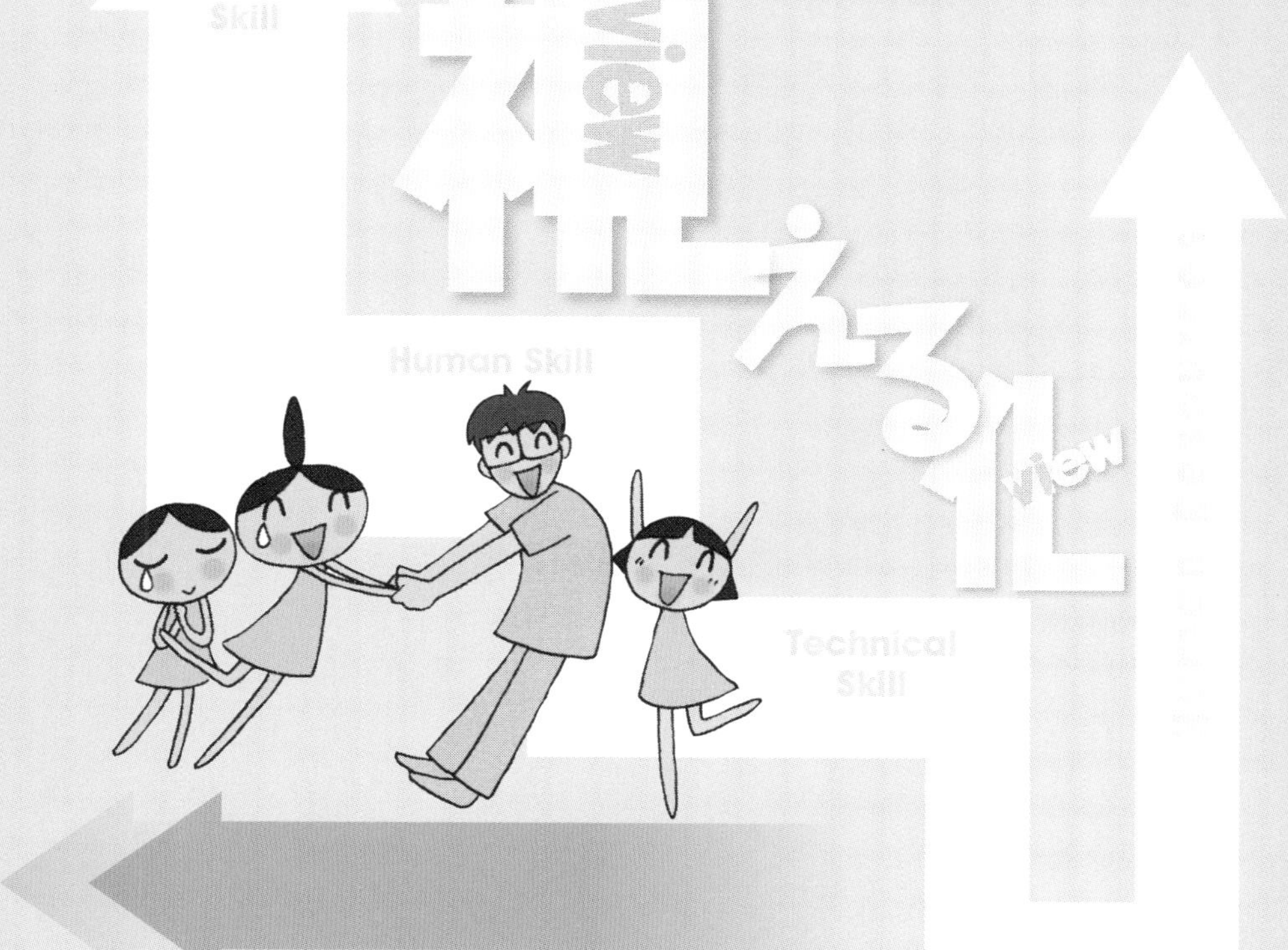

医歯薬出版株式会社

執筆
小原　啓子　　　株式会社デンタルタイアップ代表

協力
谷　　信洋（第７章監修）　税理士法人コーポレート・アドバイザーズ
畠山　知子　株式会社デンタルタイアップ
岩井　実佳　阿品ファミリー歯科
森川　佳苗（事例紹介）　株式会社デンタルタイアップ
森岡　里紗　伊藤歯科クリニック

その他協力して頂きました歯科医院およびスタッフの
方々にお礼申し上げます。

This book was originally published in Japanese
under the title of :

SHIKAIIN NO KASSEIKA SHIGOTO NO MIERUKA SHIRIZU PATO 3
JINZAI TOSHITE HITO WO SODATERU
(Flourish Your Dental Office Workflow Visualization Series
Part 3 Foster the Resource Value of Your Dental Staff)

Editor :

OBARA, Keiko
Dental Tie-Up Director

© 2011 1st ed.

ISHIYAKU PUBLISHERS, INC.
7-10, Honkomagome 1 chome, Bunkyo-ku,
Tokyo 113-8612, Japan

はじめに

この度は「人材育成」についての提案を致します。

歯科業界の将来が見えにくいという漠然とした不安感は、院長の肩にズシリと重くのしかかっています。

しかし、私達は何も恐れることはありません。

歯科医療サービスは、まだ医療保険制度の中で守られています。

しかし、年金制度と同じく、医療の仕組みも国が耐えられる限界です。

だからこそ、今の時代に人の育成をしっかりと進め、強い組織に体質を変え、落ちることのない質の高い歯科医療サービスを提供し続ける必要があります。

この、人の育成は、新人だけを指している訳ではありません。

院長、チーフ、プロジェクトリーダー、スタッフなどの職位に、また、すべての職種についても求められます。

「うちは人が育たない」とおっしゃる歯科医院があるならば、このように申し上げます。


「人を育てる仕組みがない」のだと。


歯科医療サービスは、毎日患者さんから「ありがとう」という言葉を頂戴する最高の仕事です。地域のために、自信を持って対応していれば、困難な状況など打破することはたやすいことです。

院長に元気がなければ、歯科医院は活性化しません。また、歯科医師は私達の業界のリーダーであることに間違いありません。

患者さんによりよい歯科医療サービスを提供している限り、業界がいくら苦しいといえども、不安になったり卑屈になることはありません。他の歯科医院と戦う必要もありません。今通って来てくださっている患者さんを大切にして、何ができるかを突き詰めて行動していくだけです。

私は、いろいろなところで講演させていただきましたが、終わった後に名刺交換に来られる方々は、揃ってこう言われます。「もっと話が聞きたい」「セミナーを受けたい」

しかし、私共で対応できる歯科医院の数は限られます。

デンタルタイアップで持っているノウハウを、隠すことなく提供していきますので、本を読みながらでもスタッフ一丸で行動をおこされてください。私の講演を、チームで聞きにいらした歯科医院が、帰りのJRの中で組織の発展についての話で盛り上がり、理念を作ってからは確かに変わった、というメールを何度も頂戴しています。デンタルタイアップが語ることは、経営学の学問に則った基本です。基本であるので、大きく失敗することなくチームで情報を共有することができます。

今まで、医歯薬出版で出していただいた『輝く華の歯科衛生士―これからの歯科医院経営をチームで考える―』は、歯科医院経営の総論でありました。また、『歯科医院の活性化―現場で起こる変革のドラマ―』は「理念を語らなければ組織は動かない」という理念創造型経営をまとめたものでした。シリーズで始まった、『マニュアル作りで仕事を視える化』はスタッフ間で情報を共有しながら一丸になるための基盤作りを提案し、『5Sで仕事の視える化』は仕事を行ううえでの常識や基本を述べました。

すべては、一般社会で普通に語られていることです。

悲しいかな、私共の業界では、そんなこと…と捨てられきた部分です。しかし、医療であろうとも、仕事に対する取り組みは他の業界と同じです。

では、組織の最も重要である、「人の育成」について考えていきたいと思います。

デンタルタイアップ　小原啓子

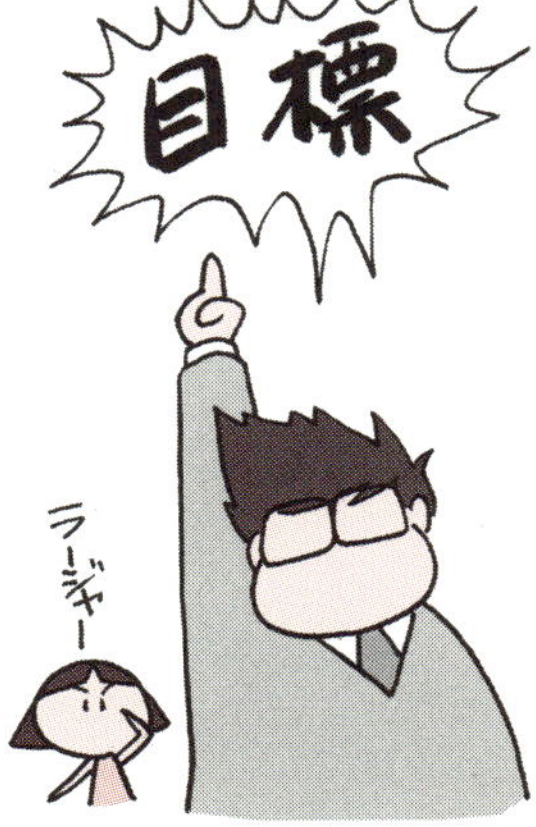

目次

CONTENTS

目次

CONTENTS

日本の歯科医療界の発展、プロとしての意識、人の育成、組織の成長をいつも語ってくれていた、
古賀壮一氏にこの本を捧げます。

第1章

見て覚えろからの脱出

組織の財産"ヒト"

いろいろな歯科医院の院長と話をすることがあります。

人それぞれの幸せがあり、また悩みがあります。

歯科医院には、「ヒト、モノ、カネ、情報」という財産がありますが、何と言っても「ヒト」に対する悩みは、深刻な場合が少なくありません。

人が育たず、やっと育ったベテラン達も結婚や出産で辞めていく。優秀なベテランが辞めることで、やっと根づいた患者さんへの治療システムが一からやり直し。

いつになったら、安定した状態で落ち着くのか…。

これが結構、「先生の歯科医院でしたら大丈夫でしょうに…」と思えるような方々の口からも出たりします。

「教育係として、外部からフリーの歯科衛生士を入れても、そのときにいるメンバーは育つが、次の世代を育てるまでの継承はできない、だからいつもふり出しに戻ってしまう」と言う声も聞こえてきました。

歯科医院の中にはマニュアルもなく、伝達していく情報のシステムもなく、ミーティングもない、朝礼もない、ないないづくしで事が足りていた時代がありました。

「見て覚えるのよ」、「技術は盗むものよ」と個別のテクニックをなかなか教えない状況もありました。

しかし、今は違います。

治療はより高度化、細分化され、それぞれの職種の専門性も高くなってきています。

また、若い人達にはそれぞれの、人にはなかなか積極的には話さない特技がそれぞれにあり、体力や知力も潜在しています。

現在の日本は生産年齢人口が減り続けています。たまたま医療福祉に携さわる女性の数は全ての業界の中で一位ですが、若年層の減少化が起きていることは確かです。若い人達に魅力のない業界に、発展などありません。

今こそ、人を育て、プロ意識を持って、患者さんの健康を維持増進できる環境を作っていきましょう。


組織は人なり。人あってこその組織なり。

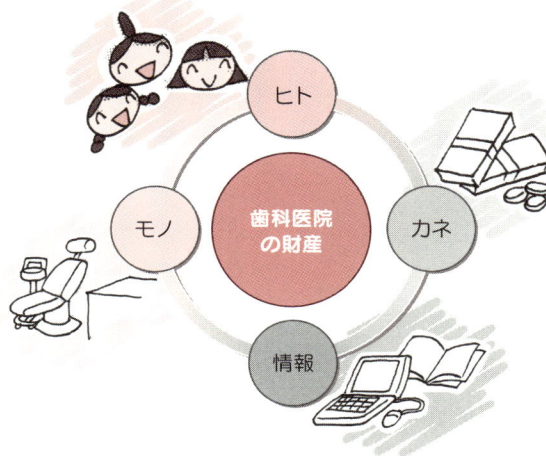

個別の能力？ 組織の仕組み？

① できなくなったヨネの一言

あるときです。歯科助手をしているスタッフと話をしました。

まだ新米です。昨年の春に、勤務し始めました。

少し不器用ですから、いろいろな失敗を重ねながらも、一生懸命に仕事をしているのがわかります。

近頃では先輩の受付がいないときには、ちゃんと一人で受付の仕事もこなします。

成長したと思って見ていると、あるとき、話があると言います。

「どうしたの」

「相談したいことがあります」

「うん」

「私、悩んでいるんです」

「何に」

「私、自分ではがんばってるつもりなんですが…」

「よくやってるヨー、受付もできるようになったんだって。すごいネー」

「でもネ、小原さん。先日、院長先生に、前よりできなくなったって言われました」

「そうなんだ」

「自分でも失敗したときに、まだまだだって思うんですけど、何ができてないんだか、どうしたらいいのかわかりません。院長先生に、こんなメモをもらいました」

「どれどれ」

「私にはこの五つができないから、自分でどうしたらいいのかを書いてくるようにと宿題がでました」

「なるほど」

「自分では、どうしたらできるようになるかわからないのです。知恵をふりしぼって提出しました。でもレポートは、納得されるものではなかったそうです」

「そうなのか」

「私、先生方に、ずっと見られると思うと身がすくみます…」(涙)

「そうだね。○○さんは、ちゃんと努力して、コツコツとがんばってるヨネ。先生方から、○○さんの悩みや苦情は聞いたことがないな～。期待しているから言われたんだろうけど。…ここは私に任せてくれる？」

「…ハイお願いします。私が相談したってこと言わないでくれますか」

「了解、悪いようにはしないから、大丈夫ヨ」

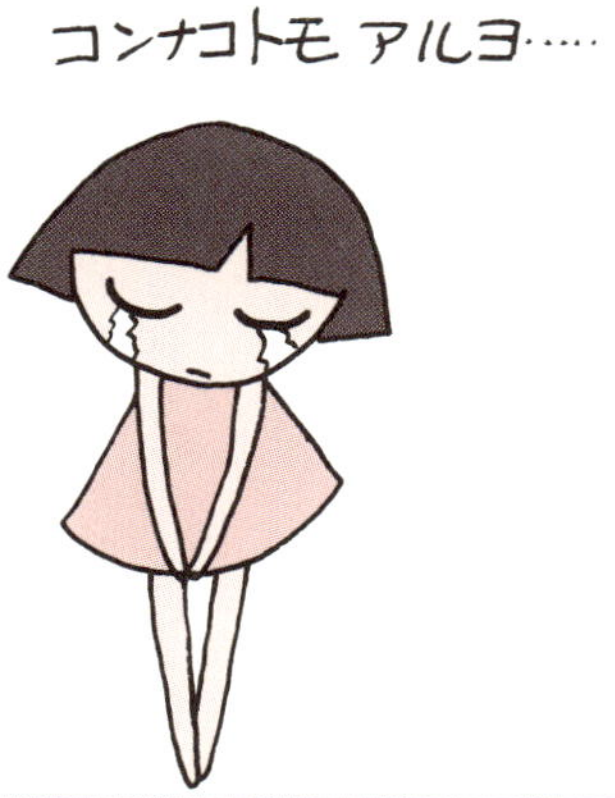

②思いやりの言葉を

……院長と……

「先生、○○さんについてお悩みですか」

「イヤ〜、この前ネ、立ち話だったけど、これができてないから考えといてと言ってポストイットに五つほど、書いて渡したんだけどネ」

「彼女、悩んでいるんじゃないでしょうか」

「エッ？　レポートも出してきたよ。それぐらいしか書けんのかと、ちょっとがっかりしたけどネ」

「先生、彼女、真面目な人だって知ってます？」

「知ってるよ。がんばってるよネ」

「それなのに、先生が満足されるだけのレポートが書けないって、おかしいと思いません？」

「そうだネ」

「どうしたらできるのかってわかっていたら、彼女だったらやってますヨネ」

「(驚) そうじゃネ〜」

「先生、一緒に入って来た歯科衛生士さんと比べてませんか？　彼女らは三年間の専門教育を受けてきた人達です」

「ああ、そうヤネ〜。確かに彼女は歯科助手の認定を持っているけれども、診療介助の教育は三十時間くらいだって言ってたナー。比べることに無理がある。悪いことを言ってしまったかもしれんな。こんなときはどうしたらいいんじゃろう」

「できる人は、それを行う根拠や、やるコツを知ってます。それが学校で習う基礎教育なんです。彼女は、少ない教育時間の中で精一杯がんばっています。マニュアルを基本に教育を行っていますが、まだ抜けているところがあるかもしれません。また、行っていることの根拠やコツがいるかもしれません」

「そうか、彼女が悪い訳ではなく、うちの教えるシステムがまだ十分じゃないということなのか…」

「ミーティングで提案していきましょう。伝えるべき項目とその内容の徹底です。そして、歯科医院の理念をもう一度考えてみる必要があります。先生、理念は患者さんにだけでなく、お互いに信頼、健康、幸福を提供する、なんですヨネ」

「そうじゃ。患者さんにだけでなく、スタッフにも思いやりの言葉がいるな」

「そうですネ。人はそれほど強くない。しかし、見守ってもらっているという安心感で、組織の中で仕事をしていると実感できます」

「そうだな」

「それではミーティングで語り合いましょう」

その日のミーティングでは、再度教育のための時間のとり方、担当者の再確認、内容の徹底、その期限が決まりました。なかなかいい話し合いでした。

これからが楽しみです。

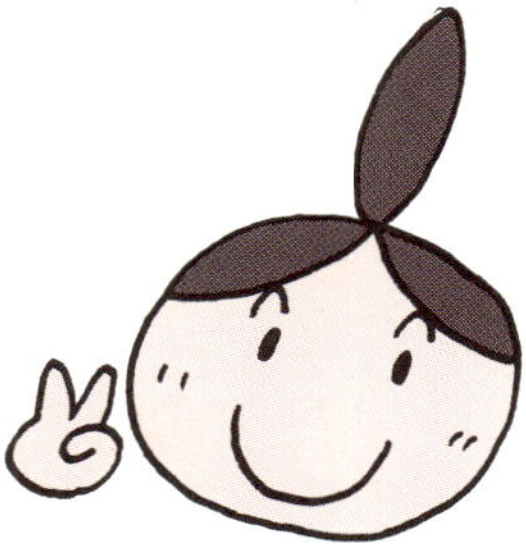

人は、自然には育ちません。本人のやる気に頼るだけでも育ちません。理念に基づく組織として、「人を育てる仕組み」を作り、「計画的に伝える時間と手間」をかけ、思いやりを持った言葉をかけなければ、人は組織人としては育たないのです。

さあ、一人ひとりのスタッフを歯科医院の財産として育てましょう。

新人は勝手には育たない
人を育てる仕組みを作ろう

こんなことが起こっていませんか？

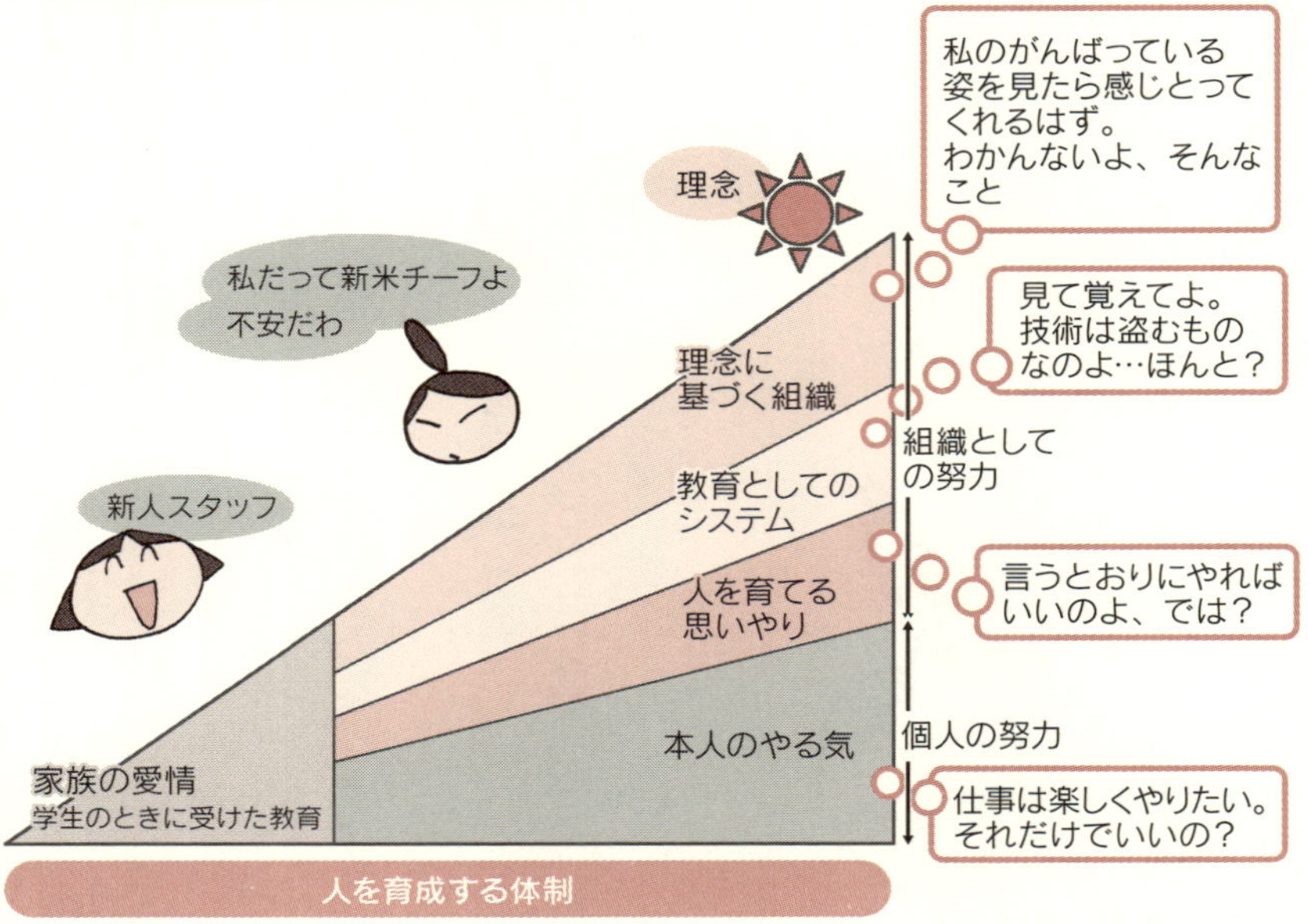

小原作成（2011）

どの段階にも新人のときがある

「ヒト」は、宝です。財産という意味で「人財」と書いてもいいぐらいです。

歯科業界は厳しいと言われている一因に、スタッフが集まらないという状況があります。歯科衛生士学校は、毎年六千人もの歯科衛生士を育てていますが、どの歯科医院でも歯科衛生士を探しています。育成する学校も、少子化の影響を受けて定員を満たすことが難しい時代を迎えています。

歯科技工士に至っては、減少を続けています。受付助手の方々はと期待をかけられても生産労働人口は少なくなっていますので簡単には見つけられません。少ない人数ですが、ご縁があって一緒に働く仲間です。互いに認め、感謝しながら、尊重し合い、互いが成長できる環境を作ることが必要不可欠です。

育てなければならない人は、新人だけを指している訳ではありません。リーダーとしての院長、マネージャーとしてのチーフ、プロジェクトを組んだときのプロジェクトリーダー。そして、新人スタッフ。それぞれに育成するためのシステムが必要でしょう。

人は勝手に育つということはありません。

どんな人にも、どのような年齢のときにも、その役割においての新人のときがあります。

そう考えると、長い人生の中で自分が組織に育てられる時期は、何度もやってくるはずです。

だからみなさん、歯科医院のシステムとして、「ヒト」の育成を本気で考えてみましょう。

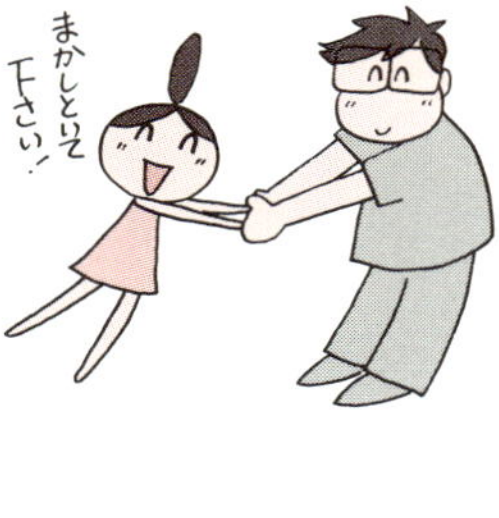

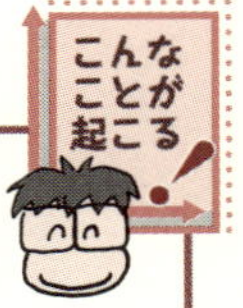

① 新人院長の不安

ある歯科医院の院長は、開業して三年目です。従業員の方々とのトラブルが続き、昨年は、一人で診療を行いました。

「小原さん、僕は院長には向いてないんです。いろんな人と悩み悩みやってきましたが、昨年は、一人でやるほうがよっぽど楽やろうと思って診療してきました。人件費がかからないので、なんとかやっていましたが…。このままではあかんとスタッフを募集して、人数だけは揃えましたが、すぐにスタッフが辞めてしまう悪循環で歯科医院は安定しません。今度こそ、本気で歯科医院作りがしたいのです。もう少しすると、五〇メートルしか離れていない所に、歯科医院が新しくできます。私は、スタッフを動かして、納得できる治療が行える歯科医院にしたいです」

……三十代半ばの院長です。歯科医院の院長は、初めての体験でした。

② チーフとしての不安

ある歯科医院のチーフは、一番最後に入って来た人ですが、能力をかわれチーフとなりました。

ある日、院長からの電話です。

「小原さん、チーフの態度が悪い。今日は帰すから、そちらで話を聞い

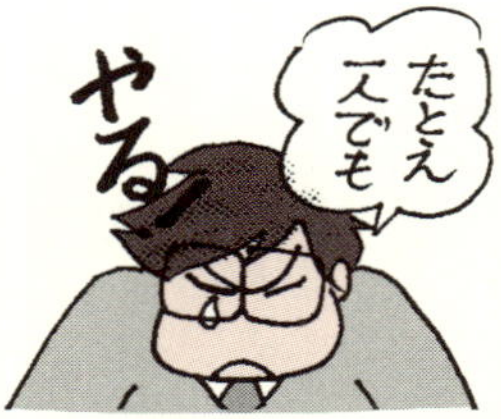

てやってほしい」

先生がそこまで言われるのならば、相当なことだろうと覚悟しました。

チーフはしくしく泣いています。

「私は、悩んでいるんです。院長には、君が最前線で患者をみたら、他の者の動きが感じとれないだろう。一歩下がって、自分の患者数を減らしてでも、全体をみろと言われます。でも、私、仕事好きなんです。自分でやったほうができるし、私ほど一生懸命やる人はいません。でも、それが顔や言葉に出ると言われます。私って、きつい人なのでしょうか」

……二十代後半の歯科衛生士のチーフです。優秀な人ですが、チーフは初めての体験です。

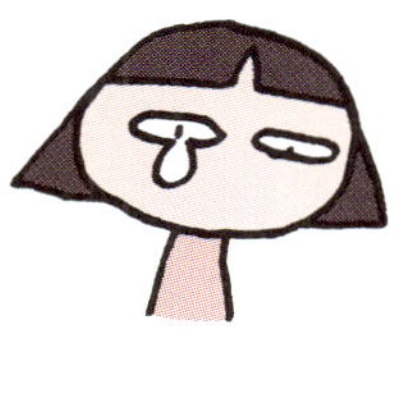

③新人プロジェクトリーダーとしての不安

入って来て間もない新人歯科衛生士の彼女は、歯科医院に音波歯ブラシを導入し、スタッフ全員体制で患者さんに提案していくプロジェクトのリーダーになりました。

「どう? うまくいってる?」私が彼女に質問すると、

「ハイ。なんとかやってます」と、必ず涙ぐむのでした。

おとなしいですが、芯がしっかりしていて、コツコツと努力します。

しかし、ちょっとしたときに声をかけると不安そうな顔をするのです。音波歯ブラシ導入のためのシステムは、三カ月の期間で出来

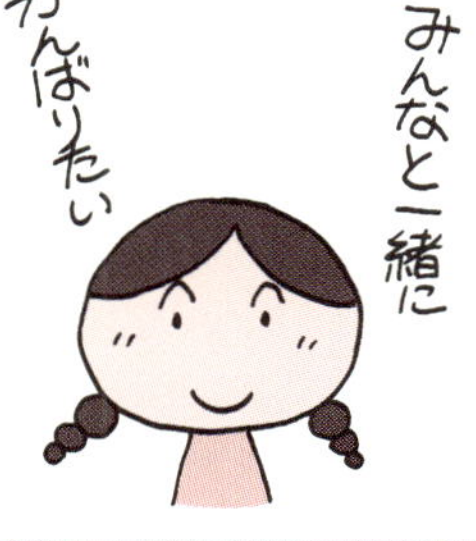

上がり、すべてのスタッフが、自分の職種を生かした提案ができるようになりました。

……二十歳の新米歯科衛生士でした。プロジェクトリーダーは初めての体験です。

④新人受付の不安

彼女は新人の受付です。

なかなか上手に電話に出ることができません。電話応対マニュアルを使って、練習することになりました。

しかし、どうしても早口で、聞きとりにくい状態です。二週間に一回のトレーニングです。丁寧語や尊敬語を使って応対します。

練習することになっていましたが、あまり練習もしていないので、今日は時間をとっての特訓です。一日十回、マニュアル通りに声に出して
「ここは、学生教育をやっている所じゃないからネ。真剣にやってもらわないと困る」と私は強く言いました。

彼女はワ～と泣き出し、「今日はもうできません」と言います。

「できるかできないかは、あなたじゃなくて、私が判断することです。練習を続けましょう」

今では、新人の育成を彼女がしています。でも、最初は彼女もこうだったんです。

……ビジネス系の専門学校を卒業したばかりの新人でした。受付は初めての体験です。

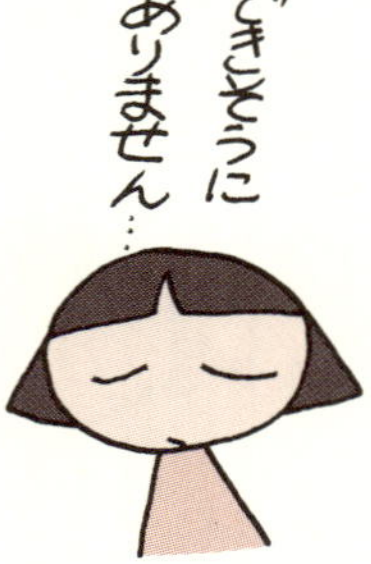

人を育てるということは、誰もが体験していきます。

別に心理学、組織学、教育学の理論を知らなくても、

「仕事っていうものは、こうやって教えるのよ」

「教える人は、こうでないと」

「それじゃ、わからないでしょ」と、人々は語ります。

しかし、個人の経験による人材育成の考え方は、ともすれば歯科医院を混乱させてしまいます。

その人にとってのよい教え方と思っていても、他人にもうまく伝わるわけではありません。また自分にとってのよい指導者であっても、他人にとってもよい指導者であるという訳でもありません。

歯科医院という組織の中で、同じ志を持って共に働く人を得るために、どのような人材をどのように育成するかを、組織として考え、安定した人材育成を行うためのシステムを組む、育てる仕組みが必要なのです。

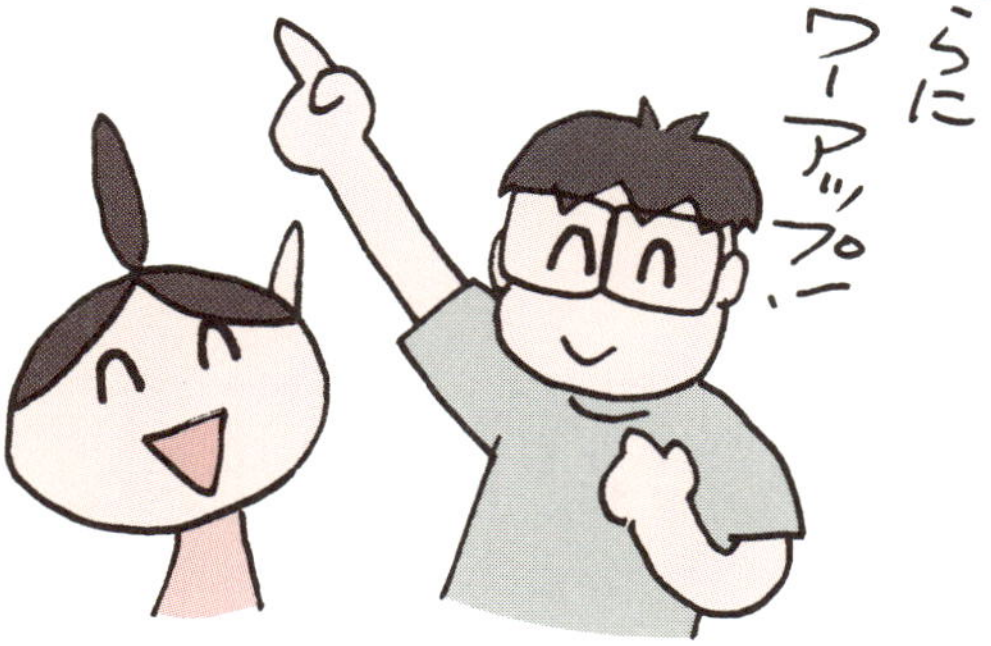

Human Resources

人を育てる意味

1 人を育てる言葉のいろいろ

この本では、人を育てることをテーマとして話を進めていきます。そのときどきに使う言葉で混乱がないように、ここで言葉の整理を行っておきましょう。

人を育てるのによく使われている言葉です。

①教育とは

言葉の通り、他人からの意図を持って教えて育てます。心身両面にわたって、意図的・計画的に働きかけ、広い意味で育てるときに使われます。

②訓練とは

あることを教え、継続的に練習させて体得させることです。

③研修とは

一定期間の中で、職務上必要とされる知識や技術を高めるために、勉強や実習をすることです。

④指導とは

個人（少人数）に対して、示しながら導く

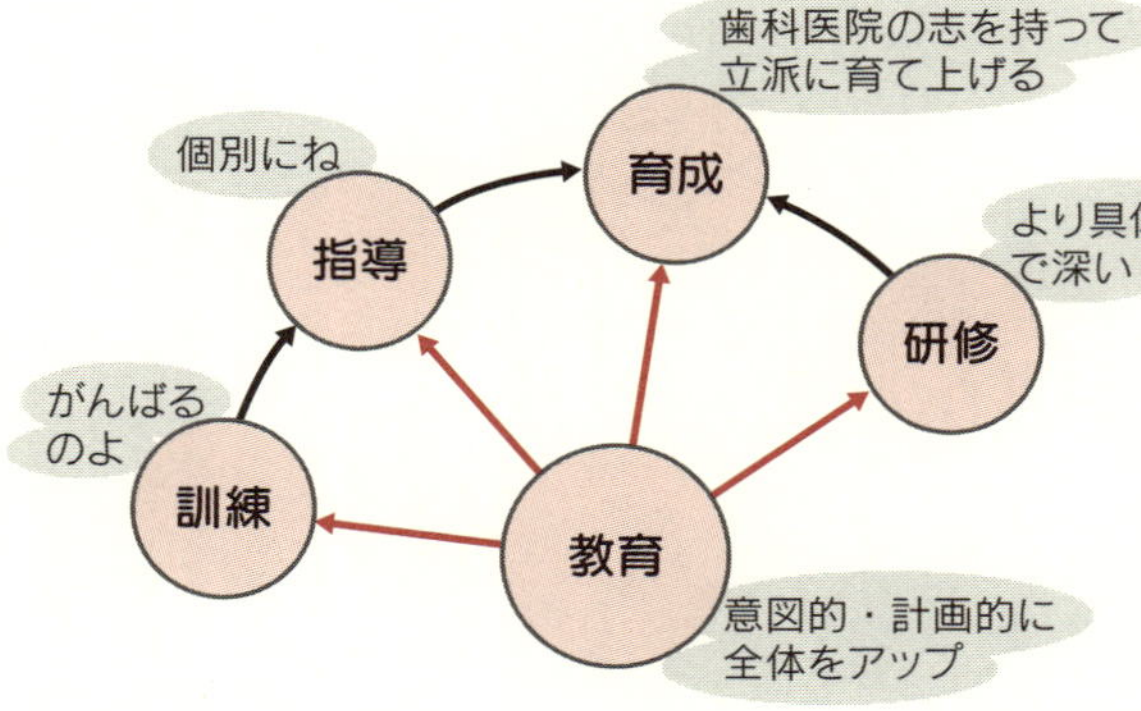

小原作成（2011）

ことです。

目的が明らかな事項において、有効です。

⑤育成とは

志を持って、人を育てて成り立つようにします。

変革する歯科医院では、理念を持っていますので、理念という志を持って人を育てるという意味では、今のあなたの歯科医院にピッタリする言葉です。

2 人を育てる三つの柱

職業人として、人を成長させる場合、基本的に三つの考え方があることを説明しておきましょう。

まずは、歯科医院そのものに、人を育てるシステムがないといけません。

「見て覚えてネ」ではなく、歯科医院が何を目指しているのかを理解したうえで、その人がやるべきことを明確にして、計画的に育成していきます。このように、**歯科医院の中で教育することをＯＪＴ**と言います。

しかし、すべてのことを、日々診療を行っている歯科医院の中で教えることなどできません。専門的な知識や技術、歯科医院外で学ぶほうが効率的だと思われる内容は、外部での教育を受けることになりま

人を育てる三つの柱

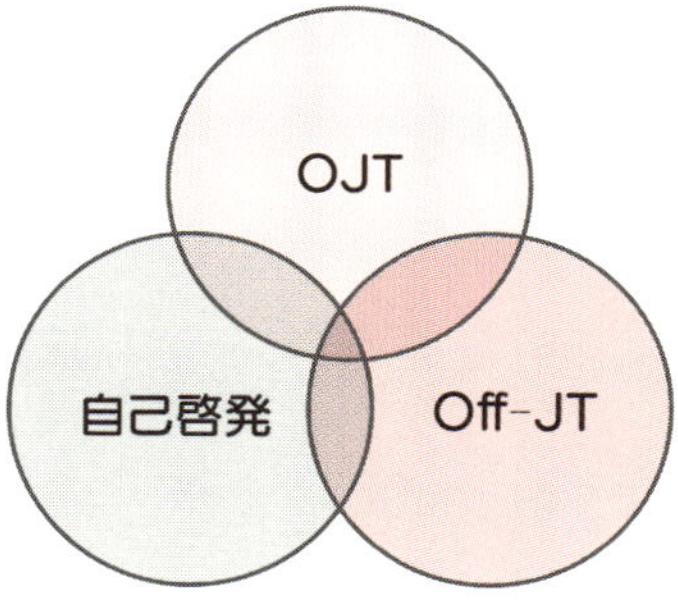

す。**これをOff-JT**と言います。

そしてもう一つは、自分自身への投資です。歯科医院の方針だけで研修を受ければよいというものではなく、個人としての資質や専門性、教養を高めることも、社会人、職業人としては必要です。そのためには、自分自身で情報を収集し、自ら考え、自分に投資して成長していく**自己啓発**は避けて通れません。

この三つの人への投資を受けて、歯科医院のスタッフは「人財」として成長します。

OJT	On the Job Training	職場内での実務を通じて行う従業員の教育訓練。
Off-JT	Off the Job Training	職場とは別の所で特別に行う従業員の教育訓練。
自己啓発	Self-development	本人の意思で、自分自身の能力向上や精神的成長を目指すこと。また、そのための訓練。

（大辞泉より）

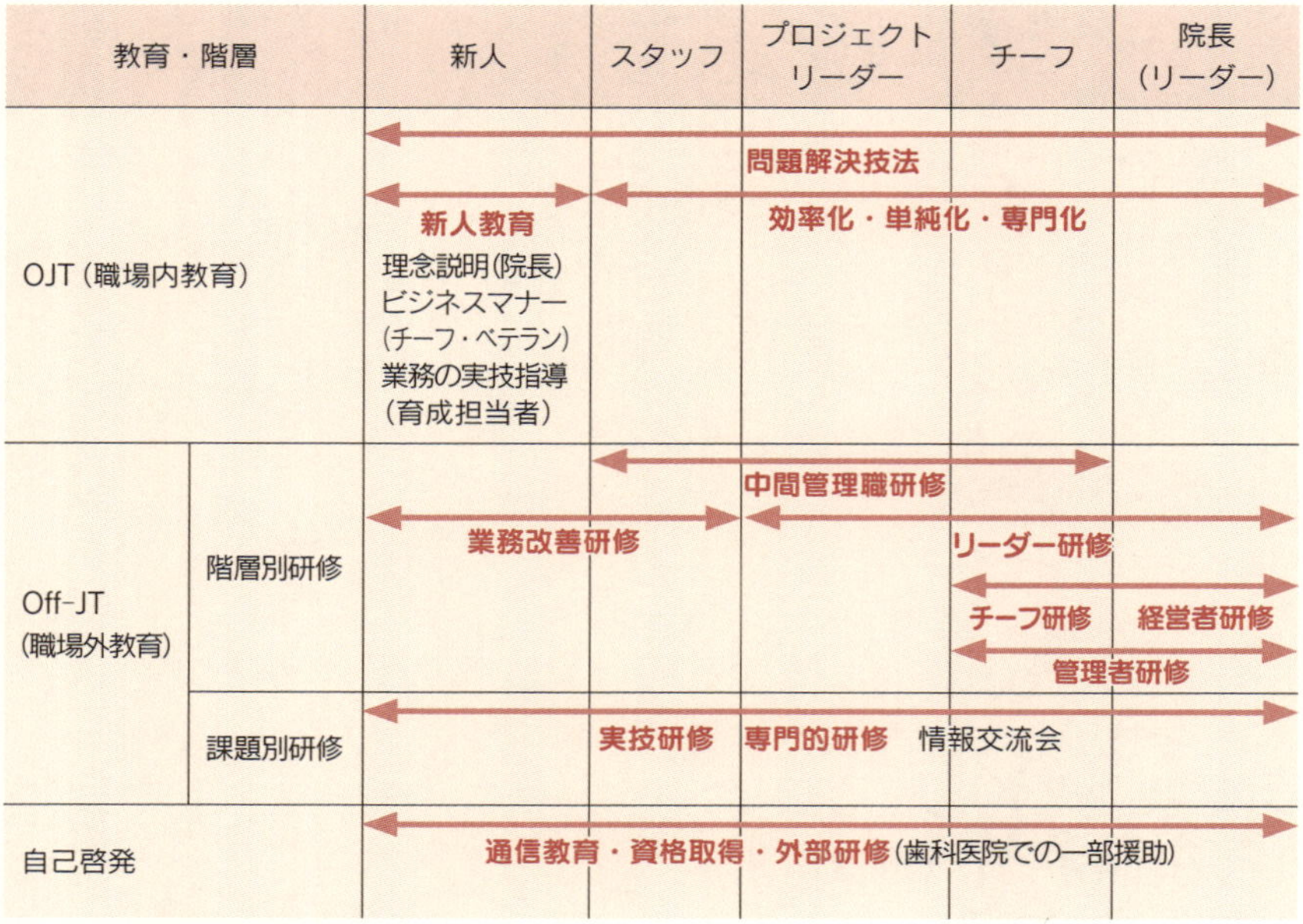

図1　人材育成計画体系図

井上善開：図解経営計画．経林書房，1994をもとに小原作成（2011）

人を育てるための三つの柱を職業人として意識しておいてください。

さて**図1**は、組織として人を育てるときに、意識的に行う計画的な教育の項目です。新人だけではなく、すべての人々が生涯通して学び続けなければなりません。新人のあなただけが苦しい訳ではありません。どの時期においても、人はいつでも学び続けています。

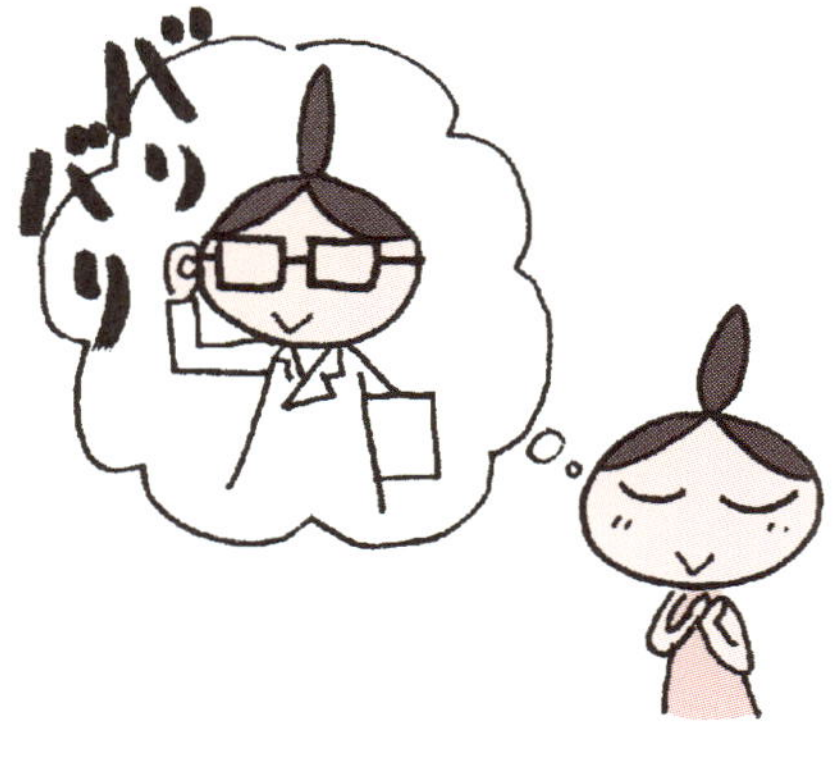

Human Resources

view《み》

組織の中で人を育てる(OJT)目的

私達が組織の中で人を育てるためには、次の目的があります。

1 スタッフ全員が同じ目標を持つ

なるべく混乱がないように互いに成長したいと思います。

スタッフ全員で人とのかかわり方を考えていきましょう。

そのためには、再度、私達の共通認識となっている理念・ビジョン・戦略・戦術の理解が必要です。院長は、みなさんの前で歯科医院の理念を何度も語ってください。理念は、一度言っただけでは浸透しません。事あるごとに何度も語り続けることで理念に合った体制へと団結していきます。

教える側も教わる側も、新しい仕事かもしれません。理念に、はずれることなく初心に戻って、全体ミーティングで語り合いましょう。(詳しくは『歯科医院の活性化』をお読みください)

2 社会人としての常識を守る

社会人であるからには守らなければならないルールがあります。仕事をする以前に知っておかなければならないマナーです。ちょっとしたことですが、これが理解できていないと、大変なストレスがかかります。互いが気持ちよく仕事をするため、どんな場合にも互いを認め、感謝し、尊敬しながら、考えて行動します。単純なことですが、挨拶、返事、笑顔、言葉遣い、服装、身なり、ホウレンソウ（報告、連絡、相談）などが大切です。患者さんにとって何が大切なのかを「そこまで言いますか～」と言われるほどに確認し合いながら、研修を進め、互いに継続したチェックを行っていきます。（詳しくは『5Sで仕事の視える化』をお読みください）

この社会人としてのルールの説明は、片手間ではできませんので、時間をとって育成担当者（チーフ・ベテラン・育成のプロジェクトリーダー）が行います。

しかしその場合、育成担当者ができていないと説得力がありません。

3 技術だけでない確実な育成を行う

「やってみせ、言って聞かせて、させてみせ、ほめてあげねば人は動かじ」（山本五十六語録）という言葉があります。安心して新人が聞ける状態と、誰が見ても上達しているのを確認できる体制を作っておかなければなりません。そのためには、育成計画を立てるということが必須です。

マニュアルを使って、誰もが同じ標準を持って確実な育成を行います。

育成担当者には、かなり大きな精神的負担がかかります。教える側に「どうしてできないの」「どうして覚えないの」という立つ言動が見えることがあるでしょう。院長やチーフは、状況の把握に努めて、基本的には見守りの姿勢を持ちますが、この状態が続くと新人はつぶれてしまいます。（詳しくは『マニュアル作りで仕事を視える化』をお読みください）

そんなときには、メンターの存在が大切になります。メンターとは、信頼のおける相談相手のことです。

いろいろな人がその役割を意識して、組織として対応しましょう。

組織の変革には順番があります。

今までのシリーズ本に基本がありますのでお読みください。

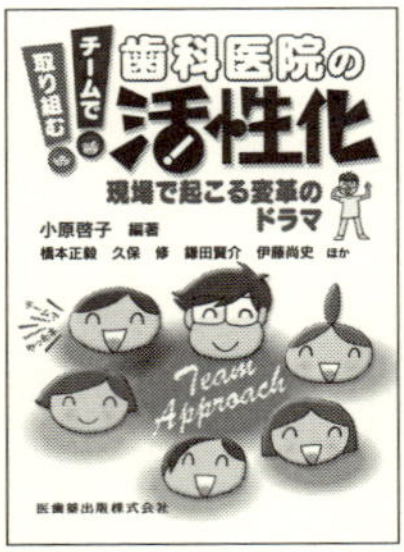

歯科医院の変革をするためにはどうしたらいいのか？ 仕事を視える化し、それぞれの強みを生かした体制に組み変えていく。戦略経営の基本を示した本。

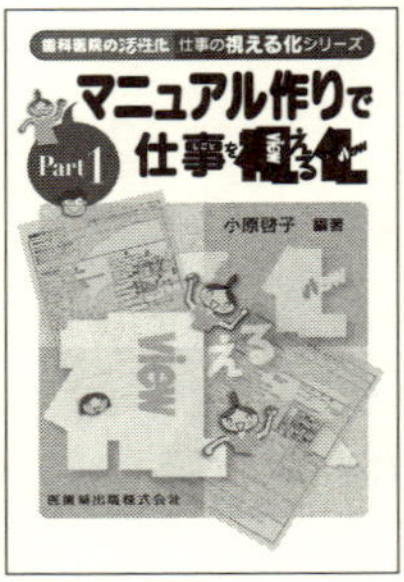

歯科医院をチーム一丸でまとめていくためには情報の共有化がポイント。知識創造理論を使って説明。マニュアル作りを進めることで仕事が視える状態にするための本。

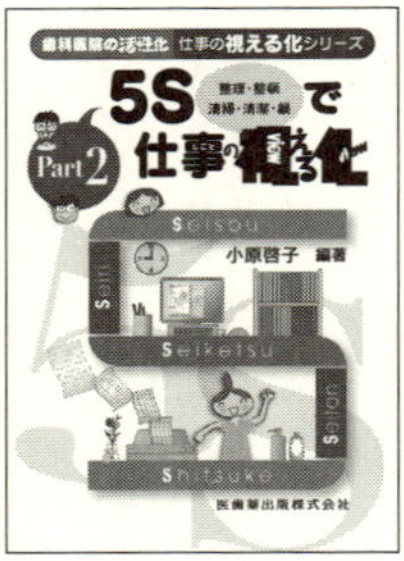

歯科医院をプロ集団にするためには、仕事の基本を整えることが大切。5Sを通して普通のことが普通に行える組織にするための本。

歯科医院のメンターの役割

産業カウンセラー
歯科衛生士　畠山　知子

①メンターの役割

人は誰しも悩みながら、自分自身と向き合い向上しようと努力しています。そして、その悩みを乗り越えたとき、人は成長を遂げることができます。

これを自分自身の「キャリア発達」と表現します。

このキャリア発達における支援は、一九九〇年頃から注目されてきました。

その中で「メンターの存在」が重要視されています。

メンターとは、悩みや混乱に陥っているときに、その人の話を親身になって聞き、よりよい情報やアドバイスをすることができる存在を意味します。このメンターは、一般的には職場の同僚や先輩、直属の上司であるとされていて、メンターによる一連の心理的サポートを「メンタリング」と言っています。

②歯科医院でのメンターの存在

歯科医院においてのメンターは、職場の同僚や中堅スタッフ、チーフ、院長があたります。時には、組織以外の人がメンターとして存在する場合もあります。この場合、ただ友人が悩みを聞くという意味ではありません。

私達は、歯科医院の新人、ベテラン、どのスタッフであっても、悩まない日などはありません。

したがって、組織的に支える仕組みが必要となるのですが、これまで人材育成にあたっては、業務を覚えるためのマニュアルもなく、きちんとした評価や基準もないままに、それぞれの力量や解釈で仕事を行う状態にありました。

しかし、理念が設定されマニュアルができている現在では、各個人は少し視野を広げて、信頼できるメンターに相談し、アドバイスをもらえばよいのです。

相談を受けるメンターも後輩の支援をすることで、客観的に物事をとらえ、互いに成長することができるでしょう。

さて、歯科医院の中で、メンターとして活動している中堅スタッフ、チーフ、院長に対しては、外部者をメンターとしてお願いし、メンタリングを依頼することもあります。

この場合、相談者とメンターの意欲や価値観が類似・共通している場合は、メンタリングが成功へ導かれると言われています。

また、よいメンタリングを受けた人は、よきメンターになるという報告があります。経験を積んだメンターは、よいアドバイスを提供し、長期間メンタリングを行ったメンターは高いレベルの支援ができるとされています。

歯科医療そのものや医療人としての質が求められている現在、よきメンターにめぐり会い、一人ひとりがよきメンターになることで、よりよい歯科医療サービスが提供できることでしょう。

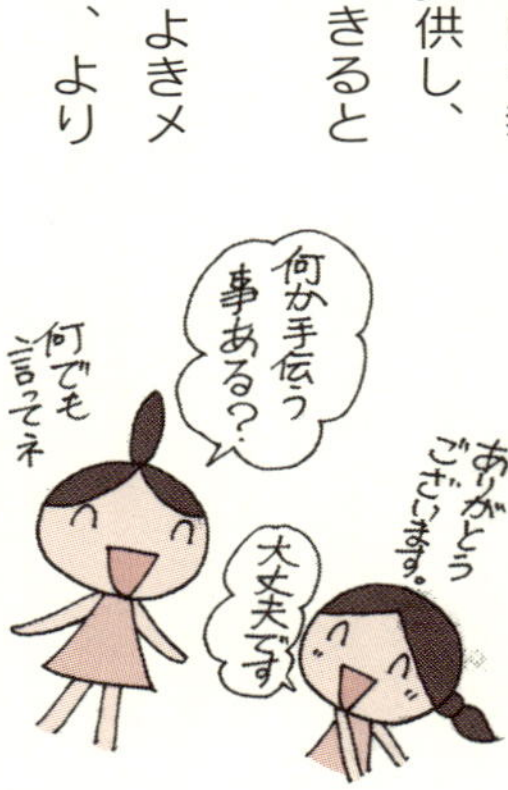
何か手伝う事ある?
何でも言ってネ
ありがとうございます。
大丈夫です。

自分の歯科医院は何を目指しているのか

スタッフ全員が同じ目標を持って成長できる体制を作るには、まず院長が理念の説明を行います。

人の育成のときにも同じです。

理念は、歯科医院全体がスムーズに動いているときには必要ないのかもしれません。しかし、院長は、普段から理念を口に出してください。そして、みなさんも大いに理念を語ってください。

院長が言わなくて、どうしてスタッフが歯科医院の存在価値を理解できるでしょうか。組織に深く浸透している理念は、組織の活性化の源です。

新しい役職者や新人が、他のメンバーとともに理念を理解し共有することで、仲間としての成長ができます。さあ、次の項目に答えを書き込んでおきましょう。

歯科医院の理念（私達の役割は何なのか）

歯科医院のビジョン（私達は何をしたいのか）

第2章

組織が人を育てるとき

能力を引き出すために行動しよう

研修会で歯科医院の院長から、次のような質問を受けることがあります。

「若い世代は、ゆとり教育を受けている。どうも今までよりも、やる気がみられない。このような世代にどのように接したらいいのだろうか」

私は迷わず返答します。

「若くとも、ゆとり教育を受けていようとも、生きがいを持って仕事をしようと誰もが思います。決して彼女達は、手を抜いて生きたいなどと思っていない。だから、同じように接してほしいのです。若い人が、伸びないと思われるのならば、育成する仕組みが歯科医院の中にあるかどうかを見直してほしい」

新人は慣れていないだけなのかもしれません。

多くの若者は、ＩＴ機器を使うことに抵抗がありません。

パソコンや携帯電話を使いこなします。

院長やベテランスタッフにはできないことをなんなくやってみせるでしょう。職場では発揮しきれていない潜在能力があるのです。とても柔軟で優秀な能力を持っています。

若い世代の能力を組織として伸ばすことができるはずです。

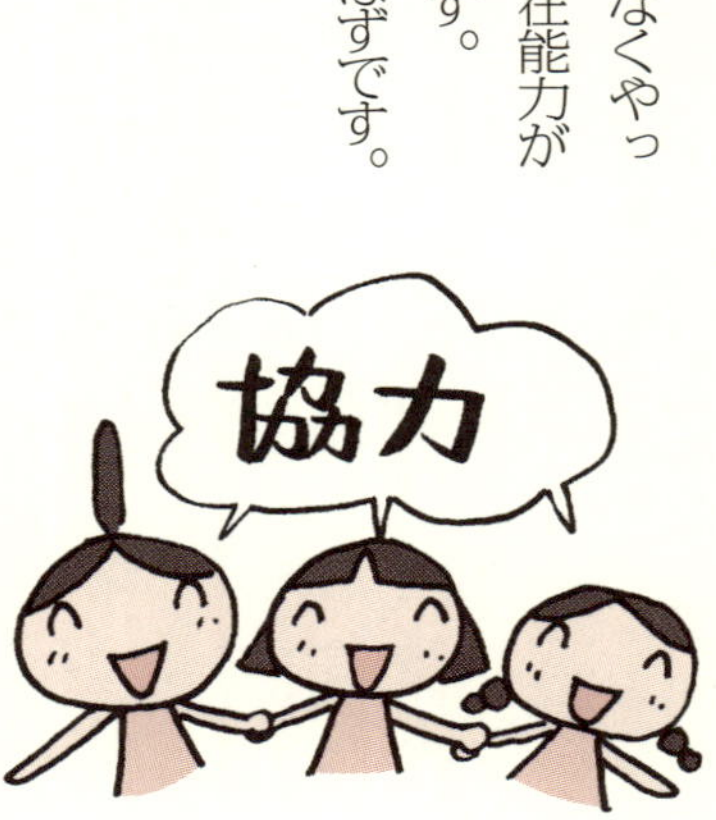

個人から組織の知識へ——知識創造理論

できていますか、育成するための環境

個人の知識を、組織の知識に変えていき、そして他のスタッフに伝えていく環境を作りましょう。

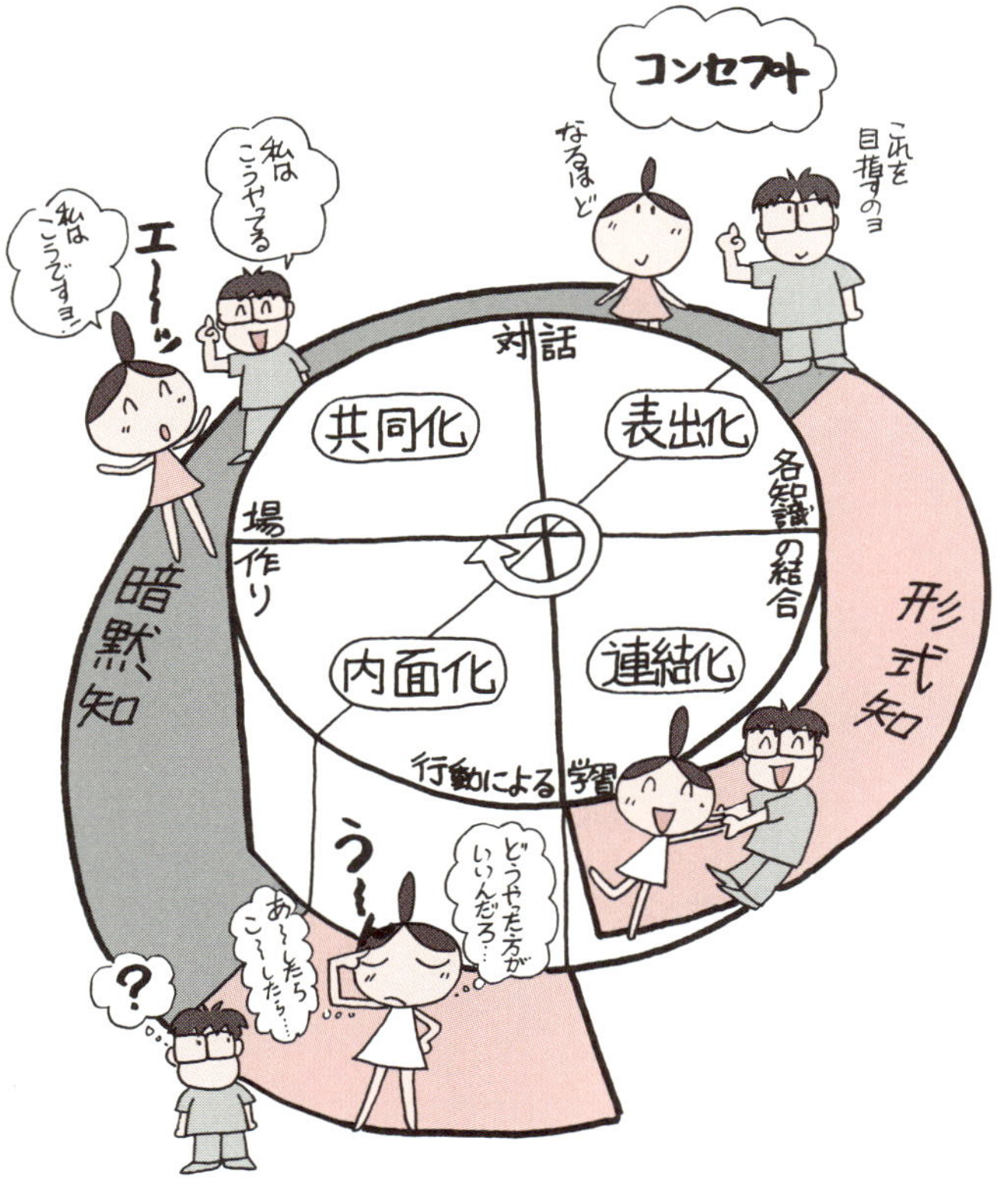

共同化 (Socialization)	暗黙知（個人）→暗黙知（グループ） 個人の強みを他のメンバーに語れる状態にする。
表出化 (Externalization)	暗黙知→形式知 それぞれの目標を掲げて団結させていく。
連結化 (Combination)	形式知（個別）→形式知（体系的） 各個人の強みを歯科医院全体の中で視える形にしていく。
内面化 (Internalization)	形式知→暗黙知 視える仕事をさらに深く個人で考えていく。

知識の質を変えていく状態
野中郁次郎，竹中弘高：知識創造企業。東洋経済新報社、1996をもとに小原作成（2010）

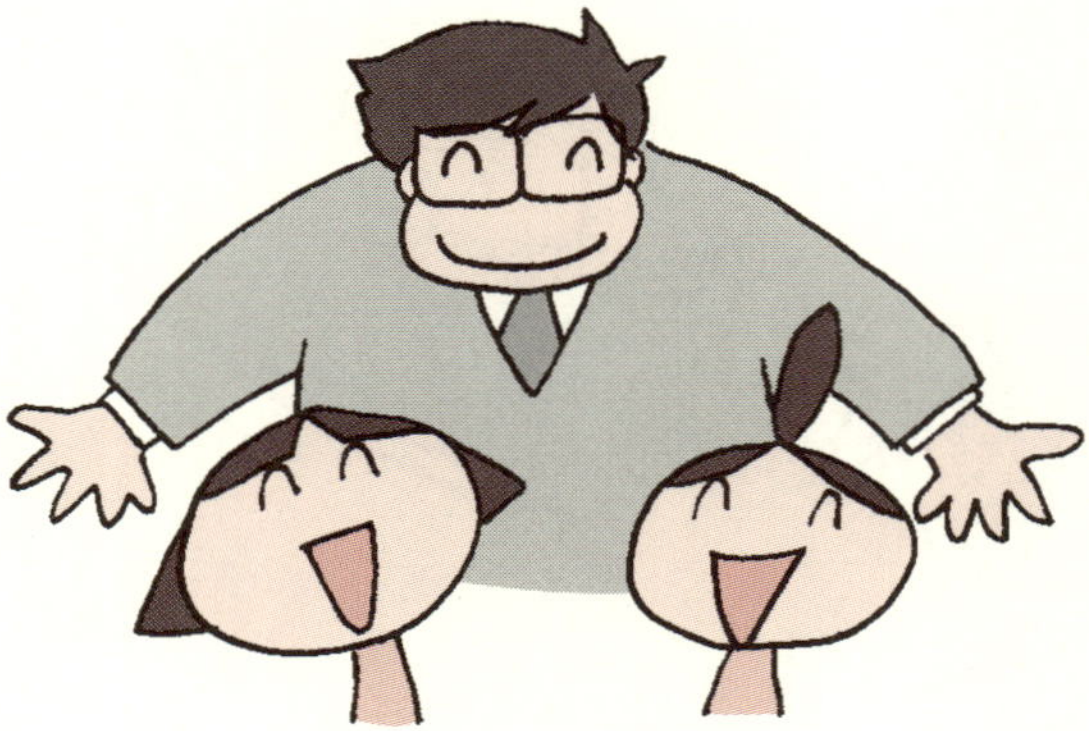

まず語り合う**場を作り出すと**、これで**対話**が生まれます。私達の歯科医院が**何を目指すのかを明確**にして、同じ気持ちで仕事に取り組む体制を作り、それを形にしていきます。それが**マニュアル作り**です。みんなで話し合いながら作ることで、スムーズな情報共有が可能になってきます。誰もが、統一した考えのもとで行動できるようになれば、その中でそれぞれが新しい発見をしてくれるはずです。その流れのスパイラルで、人の知識は組織の知識へと広がっていきます。

※詳細は、『マニュアル作りで仕事を視える化』第2章「マニュアル作成の意味～個人の知識を組織の知識に変えていく」をお読みください。

その中でも特に重要なこと

特に重要なのは、場を作り出すことです。

診療室以外の所でも対話が成り立つ環境とは、どの場所を示すのか。

それはスタッフルームです。リラックスできるけれども、職場としての規律は守り、社会人としての対応ができる場所。また、院長との会話が成り立つ場所がスタッフルームなのです。

「同じ釜の飯を食う」ぐらいの気持ちで、昼食をとる時間は普通の会話が成り立つことが大切だと話しています。

昼休みは、スタッフはこたつで寝るというところもあります。これでは、職場は家と同じです。あまりに近い人間関係は、危ないことに、ささいなことでトラブルを起こします。親しいからこそ起きる親子喧嘩や夫婦喧嘩は、その現れです。歯科医院のスタッフ同士は、家族でもなく、友人でもなく、同じ職場の人間としての、社会人としての関係でなくてはなりません。

それでは、それぞれがどんな立場でいればいいのでしょうか。

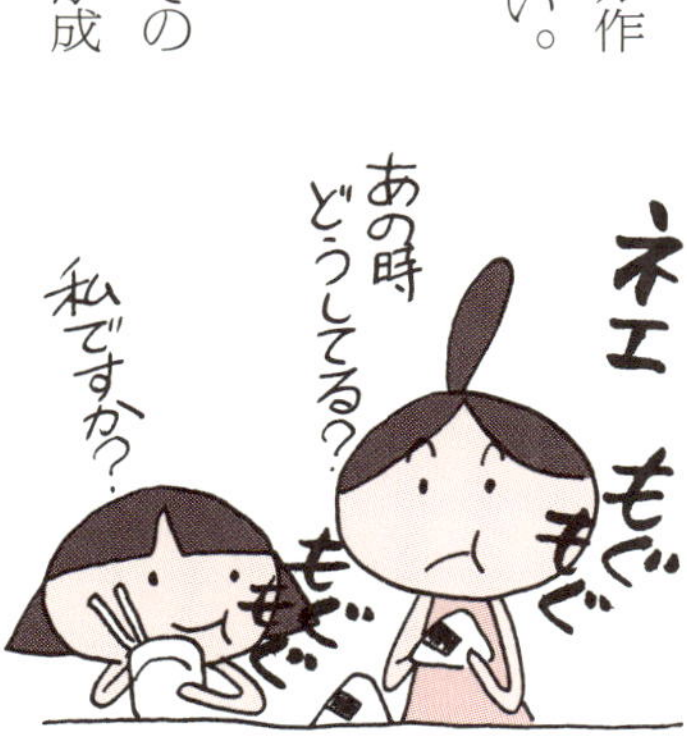
ネエ
あの時どうしてる?
私ですか?
もぐもぐ
もぐもぐ

view
Human Resources

スタッフが成長する過程

人は生きていくうえで成長します。歯科医院の中でも置かれた立場で人としての成長があります。

院長が歯科医院を開設されたとき、すでに院長としての役割を持っています。

本来でしたら、経営責任者は一般社員からの経験を積んで責任の重い役職に上がっていくため、すべての役職の仕事を理解することができます（**図2**）。

しかし、悲しいかな歯科医院は小さな組織ですので、院長は開設した時点でトップです。

院長の心構えについては後ほど述べていきますので、まずは一般のスタッフ、プロジェクトリーダー、チーフの成長について、リーダーシップ・パイプライン・モデルを使って考えてみましょう（**図3**）。

役割が変わると、仕事そのものの考え方を変える必要があるのです。

1 新人から信頼されるスタッフへの成長

社会に出たばかりの若いスタッフは、新米スタッフとして一定の時間を過ごします。

求められるのは、**社会人としての常識**、**医療人としての心構え**、そして、任せられた部分に対応できる**知識**と**技術**です。しかし、あせることはありません。最初は誰も、他のスタッフと同じ動きができることを期待していないからです。

まずは、慣れることと、通常の仕事が他のメンバーの負担なく自律して行えることです。

仕事は与えられた時間内に、目的に沿った方法で行わなければなりません。そして自分の職

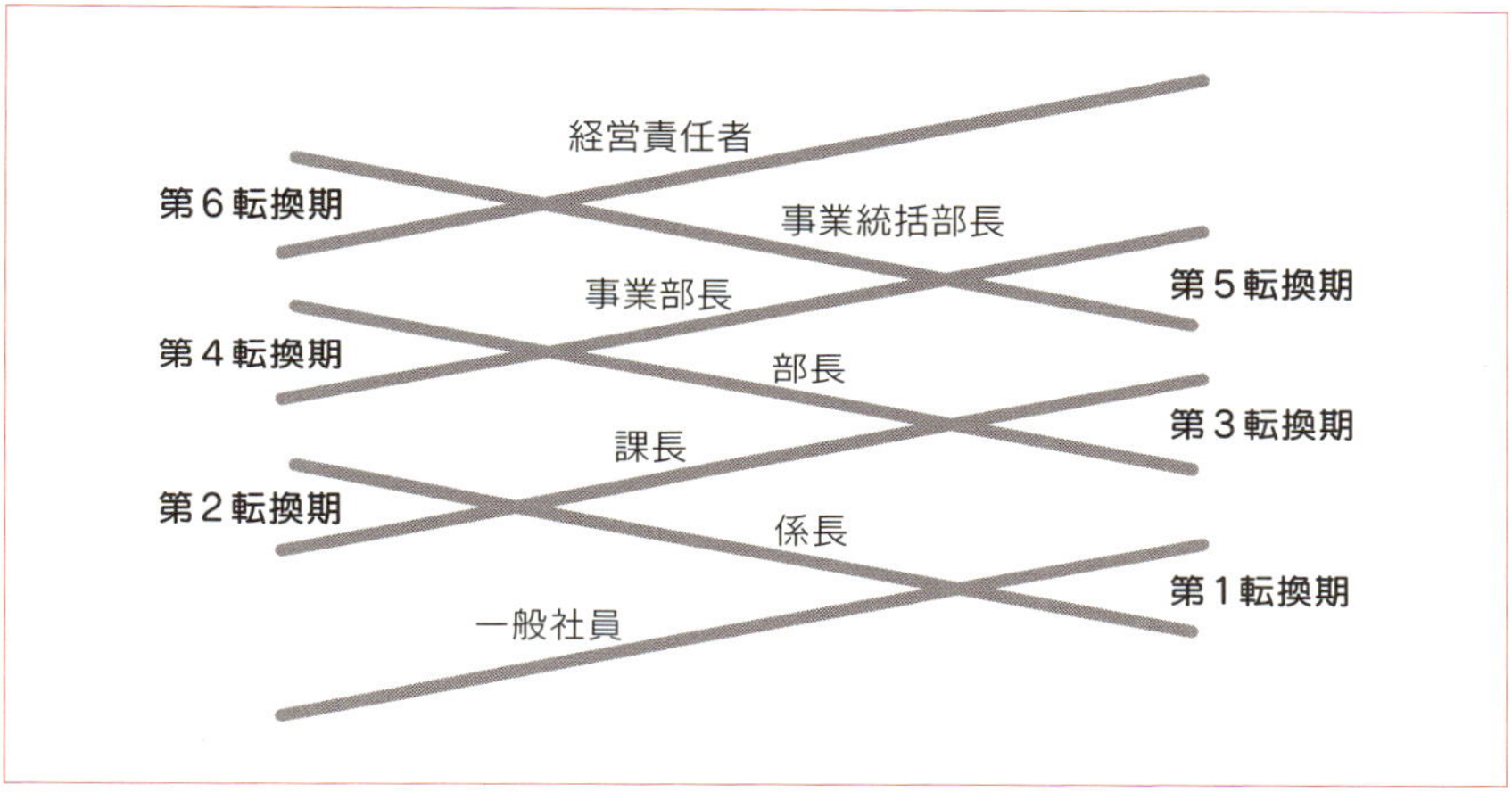

図２　リーダーシップ・パイプラインの６つの転換点
この道筋は、ウォルト・マーラーの「クリティカル・キャリア・クロスロード」に基づいており、職務要件（スキル、業務時間配分、職務意識）における主な変化を示している。（ラム・チャラン他：リーダーを育てる会社つぶす会社　人材育成の方程式。英治出版、2004より）

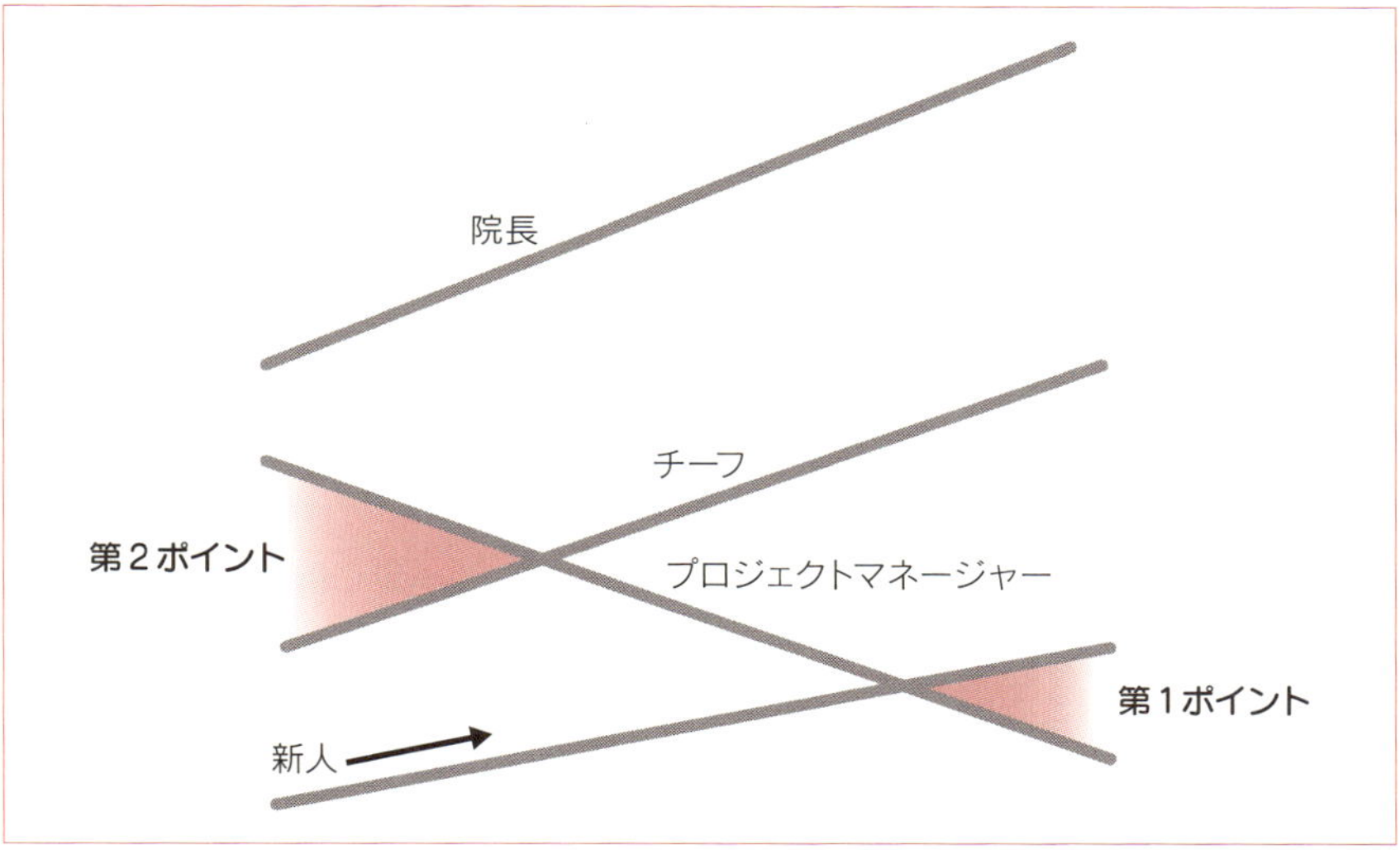

図３　歯科医院でのパイプライン・モデル　小原作成（2011）

務を充実させ、できることを拡大し、「仕事の質」と「仕事の幅」を広げていきます。

まずは『5Sで仕事の視える化』の本で医療人としての清潔、社会人としての躾は理解しておきましょう。

この仕事に対する姿勢は、あなたが気がつかなくても必ず誰かが見てくれています。だから、一生懸命仕事をしていれば、患者さんや院長、他のスタッフからの信頼は必ず得られます。そうすると、大きな仕事を任せてみようとする「昇格」がやってくるのです。ミーティング等で問題が発覚したときに、その対応策が練られ、新しい目的のために行うべきプロジェクトが組まれます。その、担当者になることをプロジェクトリーダーと言います。その役割を受けたとき、それが最初の第一ポイントです。

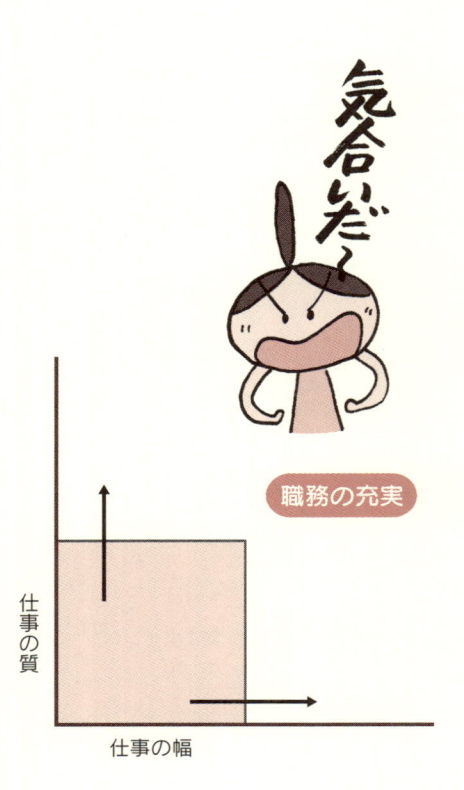

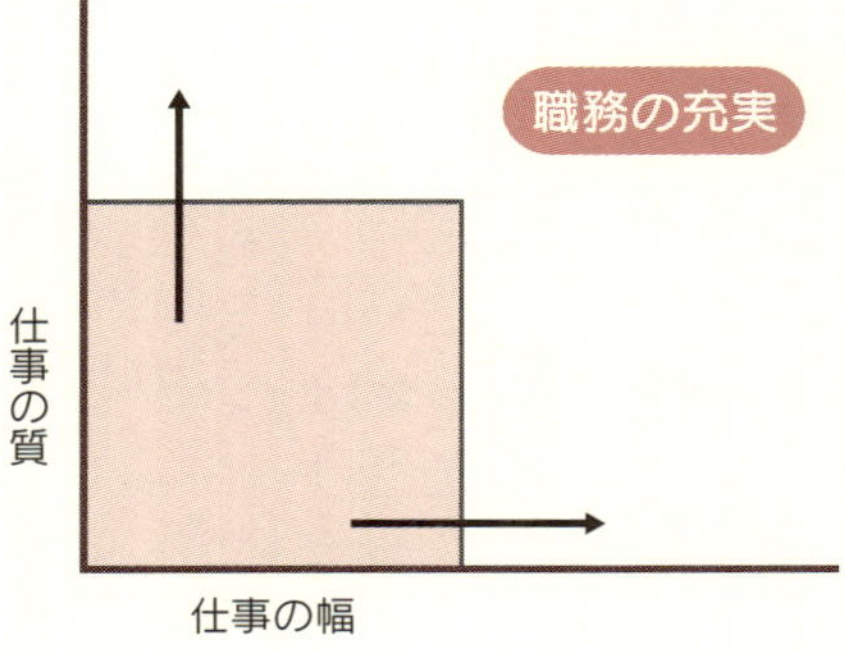

2 ポイントを通過するときに変わることを覚悟する

人や組織から任される役割が変わるとき、次の三つの仕事の取り組み方を意識して変える必要があります。それは自分自身に少しの混乱を招くことになります。苦しい作業と感じることもあるでしょうが、これが社会人としての試練です。役割が変わったときの、変えるべき仕事の取り組み方をまとめてみました。

①スキル ↓ 新しい役割に必要な、**新しい能力**（技術、知識、態度）が求められます。

②業務時間↓ 求められた仕事をするための**時間を確保**しなければなりません。場合によっては、仕事を効率化して、余裕のある時間を作り出す必要があります。

③職務意識↓ 自分自身の中に、与えられた仕事の**重要性を認めて**、**やるべきことを明確**にします。

当然のことのように感じますが、立場が変わると必ず求められるものも変わります。このときになって、はじめて実感することも少なくありません。

3 第一ポイント　スタッフからプロジェクトリーダーへの成長

今までは、院長の指示の通りや先輩の指導を受けたように行動できれば、

「仕事がちゃんとできる人」

「一生懸命な人」

と、認めてもらうことができました。

プロジェクトリーダーになると何が違うのでしょうか。

受け持った仕事は、それほど大きな仕事ではないかもしれません。

例えば次のような仕事です。

- マニュアル作成のプロジェクトリーダー
- ホワイトボード活用のプロジェクトリーダー
- 新しい治療機器導入のプロジェクトリーダー
- 朝に行うべき清掃チェックリストのプロジェクトリーダー
- 技工物管理のプロジェクトリーダー

任される仕事の大小はありますが、確かにあなたは一つのプロジェクトを任されたのです。このときに気付くことがあります。

「仕事とは、人にお願いして協力してもらわないとできない」ということです。

あなたの歯科医院での役割は、少し変わってきたのです。

それでは何をすればいいのでしょうか。

1 スキル

最初の第一ポイントを通過する際に学ぶ**スキル**は、次の点です。

仕事を理解して、大きく計画を立てること。
どのような協力体制が必要か、チーフに相談すること。
ミーティングなどで、仕事の割り振りを行うことです。

行ってきた仕事に加えて、他の人に協力してもらって仕事を行うために、自分の業務時間を使わなくてはなりません。新人の時期に行っていた仕事を「する」の状態から、人に仕事を「していただく」ように、自分がまず変わる必要があります。

2 業務時間

業務時間の配分は、ミーティングで示されたゴールに向かって計画を立てていけばよいのです。大きな道筋が見えれば、チーフと相談しながら各担当へ仕事をお願いしていきます。

診療時間内に行われるのは、診療そのものです。したがって、治療以外の仕事は、患者さんの予約が入っていない「空いている時間」の利用となります。また、場合によっては、昼休みの有効活用も考えられます。この、共に話し合える場を作り、語り合う時間を持つことが大切です。

歯科医院におけるプロジェクトは、ブレーンストーミングやミーティングによって導き出された総意によって取り組む場合が多いので、他のスタッフからの協力体制はとりやすい状態ですから心配はいりません。

活性化した歯科医院では、仕事そのものが楽しくてなりません。朝から帰

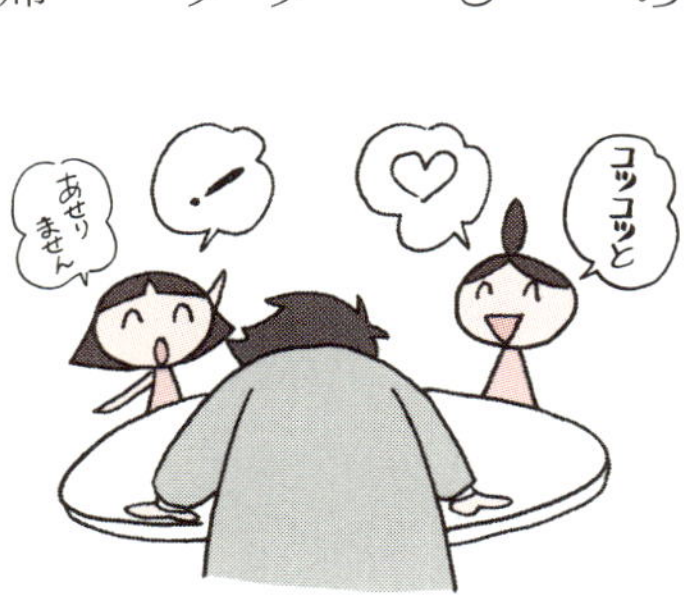

るまで、患者さんのこと、治療方法、仕組み作り、トレーニングなど、語り合う時間が増えてきます。そんな組織に発展がないはずがありません。

3 職務意識

任された仕事を最後まで取り組み、歯科医院としての仕組みを作り上げようという意識があればいいでしょう。

小さな仕事ではありますが、人に仕事をお願いする立場にあれば、あなたはそのプロジェクトにおいてのリーダーです。

松下幸之助は、人を動かすリーダーには、次のことが必要だと述べています。

人を動かす人の条件

明確な志
素直な心
元気
運と愛嬌　感謝と謙虚

私もいつも思っています。

自分の中に理念をおいて、ニコニコと元気よく仕事に取り組めば、人は必ず認めてくれて、自分自身の納得のいく人生が歩めると。

プロジェクトリーダーとして、がんばっていきましょう。

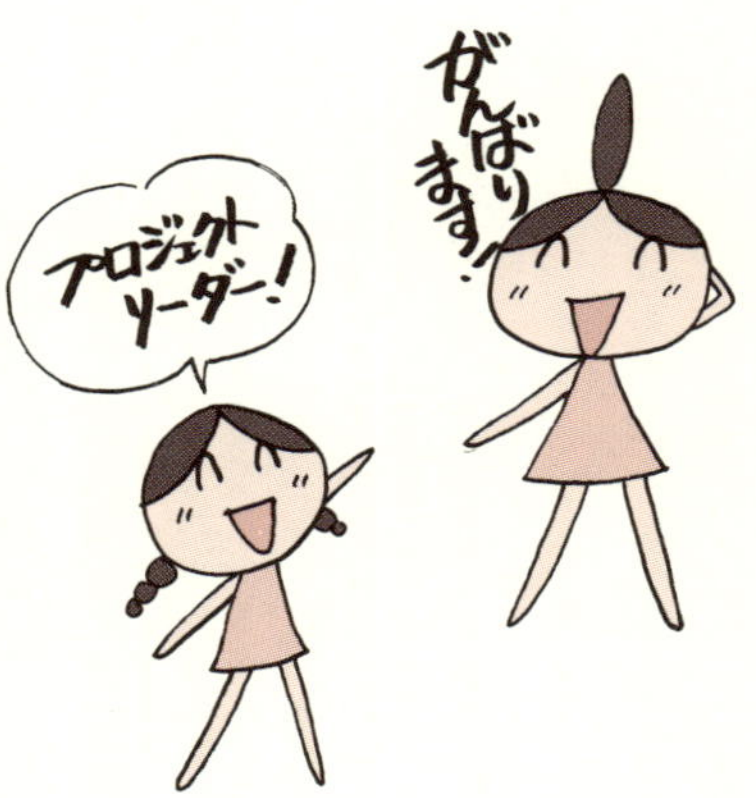

4 第二ポイント　プロジェクトリーダーからチーフへ

プロジェクトとしての実績を持った人に、チーフを任命することはたやすいことです。

プロジェクトがうまくいき、院長がその功績を認めたときに「あなたにチーフを任せたい」と言われます。これは今までの実績を認めたうえでのことであり、当然のことと思われがちですが、これから先の仕事は今までのものと全く違ってきます。

チーフとは、院長の理念を理解し、一致団結した行動ができるようにスタッフをまとめ、チームのリーダーとして、また、院長の片腕として活動するためには、二つ目のポイントを通過する際に求められる、三つの要件をクリアしなければならないからです。

この第二ポイントを乗り越えなければならない点を理解できれば、チーフは管理職として成長することができるでしょう。

チーフは、基本的には管理者の一人であり、中間管理職としての位置付けとなります。

チーフが行う仕事は次のようなことです。

- 院長の意向の確認
- プロジェクトがスムーズに行われているかの進捗と確認
- 過重負担になっている人がいないかを配慮しながらの人員の分配
- スタッフのモチベーションの維持
- 個々への言葉がけ

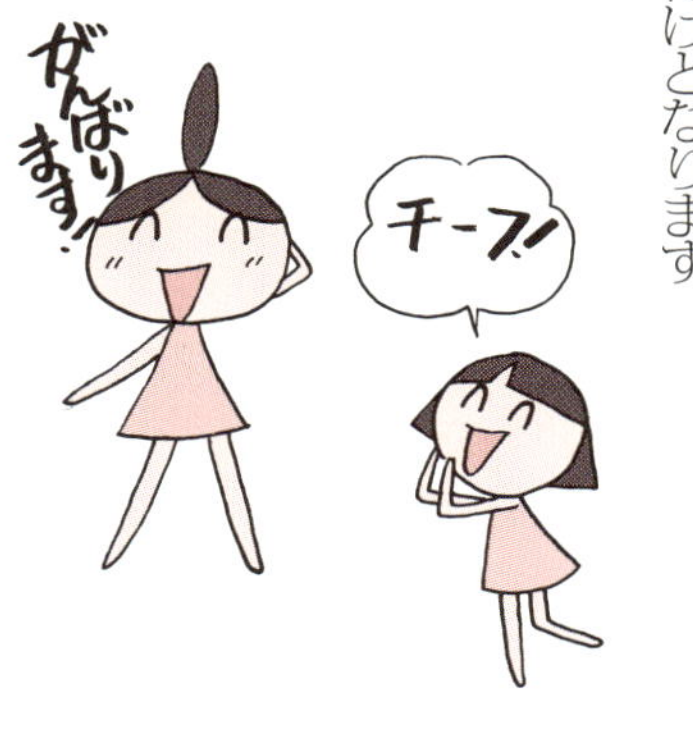

1 スキル

優秀な人ほど、チーフになって仕事の難しさを感じることになるでしょう。

今まで与えられたことをきちんと成し遂げるという「業務遂行能力」の高い人ほど、そのトラブルを抱えてしまいます。今まで自分が働いて「よくやっている」とほめられてきた人ですので、人に認められた仕事のやり方をそのまま続けてしまう傾向があります。しかし、それはやめなければなりません。続けてしまうと、十分な業務に対する時間をとらずに自分の能力で対応してしまうため、職務においてのスキルを上げることができません。その結果、行動や職務に対する理解は深くなりません。

これから先は他のスタッフがいかに動き、歯科医院がどのように変革するのかという、自分以外への関心を持ち、全体を動かすための行動が求められます。

2 業務時間

自分が第一線で患者さんと触れていると、全体を見ることは難しくなります。各スタッフより自分は一歩引いて、どのような状態で他のスタッフが患者さんに接しているのかを把握しなければなりません。そのため、まず自分の時間の使い方を変える必要があります。しかし、この部分は多くの患者さんと接し活躍していればいるほど、組織全体を動かすための時間を確保するのは苦しい作業となります。なぜなら、まず患者さんと接する時間を減らす必要があるからです。

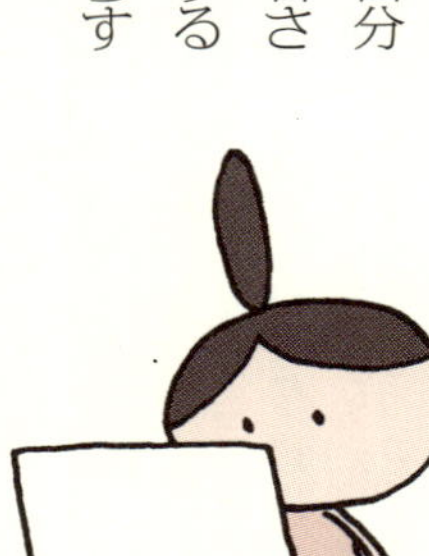

また、業務として事務作業を行う時間を確保する必要があります。最低でも、一週間に一時間程度はデスクワークが必要でしょう。

3 職務意識

新しいチーフにとって最も難しいのは、仕事に対する意識を変えることです。がまんして全体を動かすのではなく、チーフとして組織を動かすことの意義を見つけなくてはなりません。時間を、自分や患者さんのためではなく、院長や他のスタッフのためにとること、変革のための計画を立てること、院長の方向性を確認すること、スタッフの話をよく聞くことなどは、自分の責務なのだと覚悟しなければなりません。また、スタッフの成長に喜びを感じる余裕も必要です。

～院長先生へのお願い～

院長がチーフを選出される場合、『若くて経験が浅いが、自分の仕事を遂行することに優れていて、いつもほめられている人』を選びたいと言われることが多くあります。しかし、若いチーフがベテランのスタッフを動かすことは至難の業です。したがって、基本的には年功序列をお勧めしています。若いときには多くの患者さんと出会い、責任を持って仕事にどんどん取り組み、自分自身の経験を積んだほうがいいからです。ですから、多少の動きはにぶくても、『他のスタッフより年上で、努力家であり、他人への思いやりがある人』であれば十分です。そのほうが、チーフとしての「いい仕事」を行ってくれるからです。

若い人にチーフを任せて本人やチームを混乱させるよりも、少しでも人生を経験した視野の広い年上の人にチーフに任せることです。若いスタッフがチーフに丁寧語で接するぐらいの関係が組織を安定させることができます。

また、院長が多少不安な気持ちでいらっしゃるときに、「あの人にチーフを任せられるのだろうか」という質問を受けることがあります。その場合には、「役職が人を育てます」と申し上げます。

職務を明確にして任せられることです。院長がチーフを大切にされることでスタッフの意識は変わります。

チーフはスタッフの代表ではなく、経営者側の人間です。

年の離れた男性である院長は（失礼…）、若いスタッフとはなかなか会話が成り立たない。その間で、正確に院長の思いを伝え、話を聞き、チームをまとめるのがチーフの仕事なのですから、まずは信頼されることです。

役割による３つの仕事の取り組み方の違い

	スタッフ	プロジェクトリーダー	チーフ
スキル	● 社会人としての常識、専門的な習熟度を上げる ● チームプレイ ● 個人的な成果ための関係構築	● 医院のツールを使いこなすこと ● プロジェクトの計画を立てる	● 業務の設計 ● 戦略の実行 ● プロジェクト・実施度の確認 ● 個人の強みの活用 ● 話し合いの場の設定 ● コミュニケーションと雰囲気作り ● 経営資源の活用
業務時間配分	● 日常的規律 ● 担当しているプロジェクトの期日を守ること─通常自分で管理できる範囲の短期的なもの	● ミーティング時に、プロジェクトに関しての提案 ● 時間を作ること（現在の業務の単純化・効率化）	● 業務時間を使っての年次計画─予算・全体のプロジェクト動向確認 ● 患者、納入業者とのコミュニケーションの時間をとる
職務意識	● 個人の専門性を通して成果を出すこと ● 専門性の高い仕事の実施 ● 医院の理念を受け入れること	● プロジェクトの実行 ● 仕事への重要性の認識 ● やるべきことを明確化	● 中間管理職としての認識 ● スタッフから成果を引き出すこと ● 管理業務と規律 ● 誠実な態度 ● 組織としての貢献

ラム・チャラン他：リーダーを育てる会社つぶす会社　人材育成の方程式。英治出版、2004をもとに小原作成（2010）

こんなことが起こる！

チーフとしての態度

あるとき、ある院長先生から電話を受けた。

とても落ち込んだ様子で言われた。

「私は、人間関係で苦労しましたから、チームで取り組む体制をなんとかしようとがんばってきています。でも、今日は実にがっかりしました」

近頃、みなさんと心が一つになっていると喜んでいらっしゃる院長からの電話だった。

「どうされましたか」

「昨日は、チーフもいなかったのですが、新人歯科衛生士に泣いて抗議されましたよ」

「何があったのですか」

「中国の方が来られているのですが、漢字で書くと、なんとか伝わるのでどうしても筆談になります。漢字がすぐに出てこないので「勉強せんといかんなー」と言ったのですが、その言い方に傷ついたというのです」

「ホー」

「私は自分の言っていることが間違っているとは思わないし、言い方も悪いとは…」

「なるほど。明日の朝に状況を確認しますので、チーフに電話をしてもらってください」

「わかりました」

翌日になりました。十四時になっても電話がかからないので私から電話をすることにしました。

「来週行くから状況を事前に知りたくてね」

「私がいないときだったのでわからないんですけど、昨日何かあったみたいなんです」とチーフは話し出した。

「そう」

「なんか、雰囲気悪いんですよ。私がいなかったので詳しくはわからないんですけど…」

「そうなんだ」

「どうしたらいいんでしょう」

「あなたの役割は何」

「えっ…」

「あなたはチーフでしょ」

「ハイ」

「チーフとしての状況把握は？」

「…してません」

「あなたは、役職を持ったスタッフだからね」

「でも、いなかったので…」

「これは、氷山の一角でしょう。急に新人の態度が悪くなるなんてありえないのよ。院長に対して、不満を述べて当然の体制にしてしまってるんじゃないでしょうね」

「…」

「自分達のリーダーに対する態度が、患者さんに迷惑をかけているのではないかな。理念に戻りなさい。「人を愛し地域に活力と元気を」が理念でしょう。院長の発言を真剣に受け止めて、状況を把握して、改善を進めなさい。それがチーフとしての仕事です。あなただから言っているのよ。できると思うから言っている」

「ハイ」

「来週、私が行くときには、何を改善したかの報告が聞けるのを楽しみにしているから」

「わかりました。やってみます」

今は、彼女からの中間報告を待っています。

彼女の、管理職としての力量が試されます。

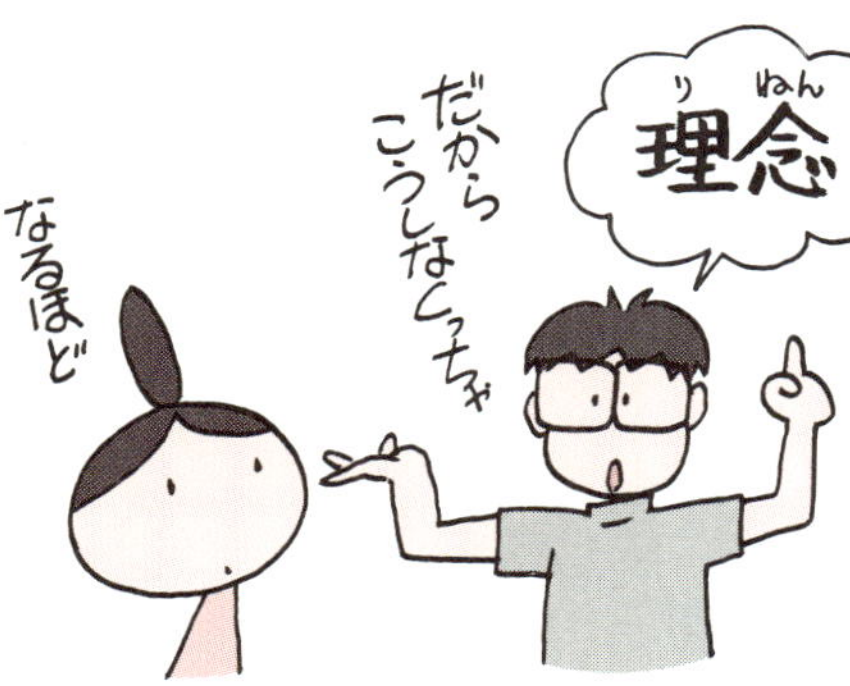

さて、新人歯科衛生士です。

人間性を高めなければなりません。

次回、ゆっくりと話を聞きたいと思います。

ちょっとの行き違いはあって当然。

ここで考えてほしいのです。

一般社会では、社長と直接会話を交わせる社員はそうはいません。

歯科医院は小さな組織ですから、顔を合わせて会話ができます。

しかし、勘違いしてはいけません。院長は総責任者です。多くの問題を抱え、歯科医院を経営し、よりよい医療サービスを提供しようと努力しています。今は、労働時間を短縮するためにスタッフの拡充に努め、そのための予算を確保するのに覚悟を決められています。それはスタッフのためを思ってのことです。その隠れて発言されない部分を知らずに、言い方が悪いと泣かれては、モチベーションは下がります。

これでは、まるで親子喧嘩です。

院長の苦労を理解し配慮し感謝できる、そんなチームがほしいのです。

これには、組織としての教育が必要です。

プライドを持った組織には、自らの動向を厳しく自己チェックできる体制があります。それが文化として継承されていきます。

家庭のように、思ったことをそのまま発言し、泣いて社長に抗議する環境を改善していきましょう。社会人には、人に配慮した考え方や言い方が必要とされます。

本来、社長に抗議するときには、クビを覚悟して言わなければなりません。

その重大さを理解しているかです。さあ、改善ポイントは、「理念にあった行動ができているか」です。

こんなときこそ理念に戻ります。

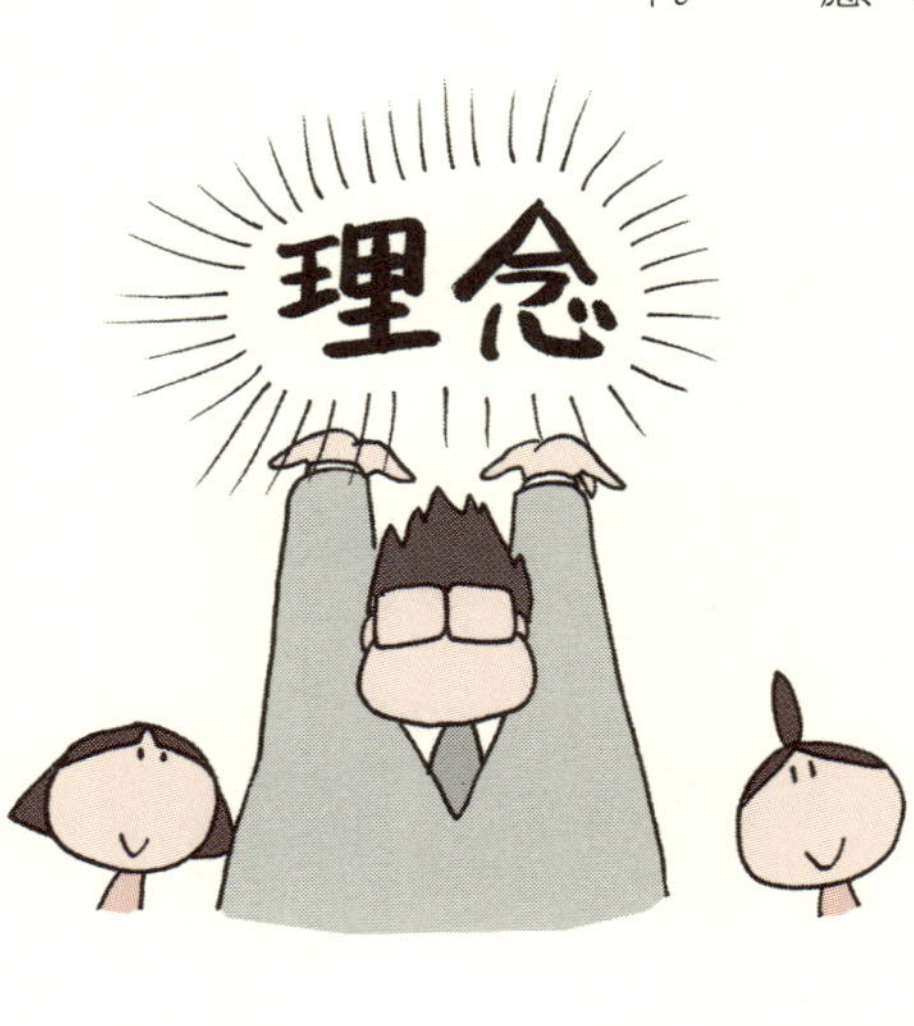

第3章

新人を育てよう

新人を育成しよう

新人が入りました。これから一緒に仕事を行う仲間です。

まず院長が歯科医院の理念を新人に説明し、志を共有してすべてのスタッフが同じ気持ちになりましょう。その後、本格的な新人研修に入ります。

しかし、新人が入ってから育成の準備をするのでは遅すぎます。実は、新人が入ってくる前から準備をすることが大切です。みなさんの心を一つにして、新人を受け入れましょう。

1 あせらずに育成しよう

人間は、新しい環境に馴染むには時間がかかります。**図4**は、成長曲線で時間とともに成長するスピードが違うことを現したものです。

最初は、教えてもなかなか進歩はみられません。しかし、ある時期を境に急激な成長がみられます。この時期までは、互いに辛抱してコツコツと積み上げていきます。

成長のスピードが低い最初の段階に、多くの情報を提供しても本人の吸収できる範囲は限られます。専門的なこと、知識や技術度の高いものを先々教えても、パニックに陥るだけです。

それよりも、少しずつでも確実な成長が、本人だけでなくスタッフ全員にも確認でき、互いに納得しながら成長するほうがいいでしょう。

計画的に新人指導を始めましょう。

それでも新人が成長しない場合、二つの点が考えられます。

一つは、新人の問題。
本人の能力ややる気がない場合です。
もう一つは、組織としての問題。
教え方が悪い場合です。
いつでも、じっくり考えて対応していきましょう。

2 誰が育成を行うのか

1 担当者の状況

組織の中で新人育成をどのようにするかのプログラムを立て、全体を動かし実践させるのが**プロジェクトリーダー**です。

しかし、小さな組織の中では、チーフがその担当者になるときもあります。

また、大きな組織であれば、新人育成するための**コーディネートをプロジェクトリーダー**が行い、**育成担当者を別に**設けることもあります。

この度は、小規模歯科医院を想定して、チーフやプ

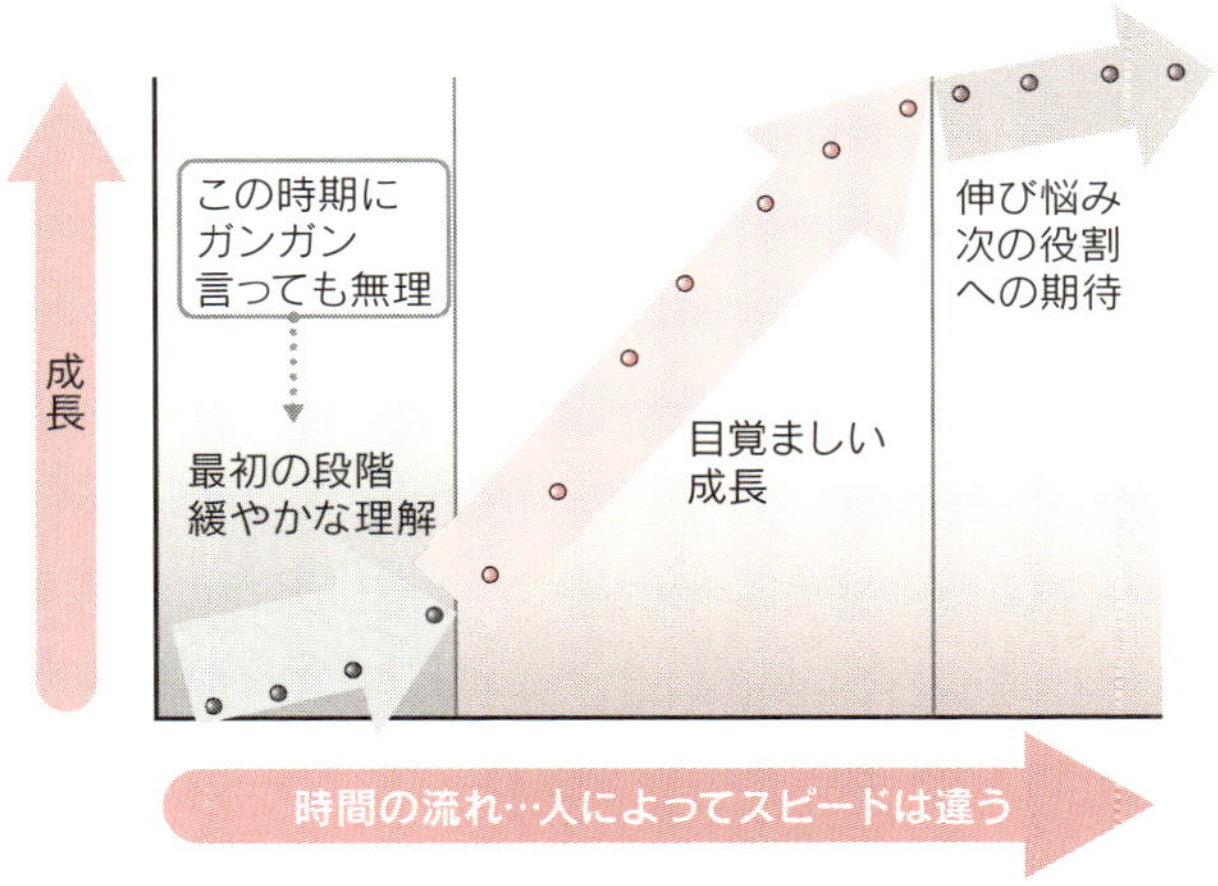

図4　成長曲線

ロジェクトリーダーが育成担当者として活動することを書いています。

それでは、どのような状況の人が育成担当者になるのがいいのでしょうか。

「仕事の動機付け」の代表的な理論であるマズローの欲求階層理論（**図5**）で確認してみましょう。

この考えは、下段の状況を満たしてはじめて上段の欲求が現れてくるというものです。

第一段階は生理的欲求です。本能に近いものを考えてください。しっかりゴハンを食べている。夜はぐっすり寝ている、のレベルです。

生きているうえでの基本的な欲求ですが、忙しくてゴハンを食べるヒマもない。悩みが深くて眠れない人では他人の世話どころではありません。

第二段階は、安全欲求です。

寒いときには服が着れる。暖房が入れられる。雨露をしのぐ場所がある。生活ができる収入がある。生きていく

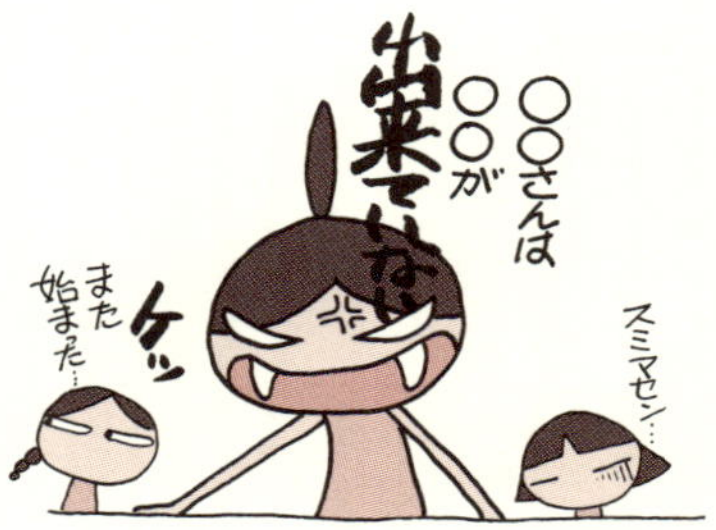
〇〇さんは
〇〇が
出来ていない
ケッ
また始また…
スミマセン…

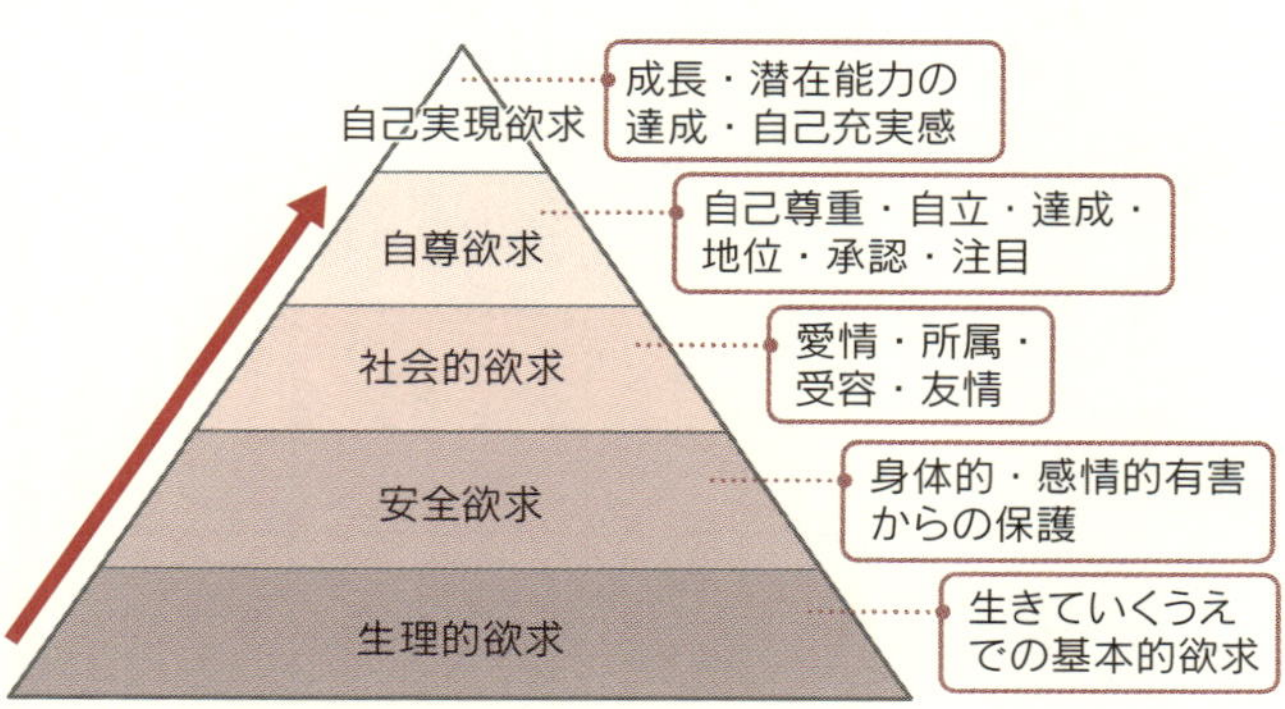

図5　マズローの欲求階層理論（1954）

うえでの安心です。このレベルの人なら「私はお給料さえ頂いていればいいのです」という発言が出るかもしれません。自分自身が生きていくだけで精一杯の人に新人の育成はできません。

第三段階は、社会的欲求です。

ここではじめて、所属や友人を求めるという欲求が出てきます。

人としての触れ合いにかかわる部分ですので、ここまでの方ならば、育成担当者としての仕事は可能です。

しかし、人を育てるという仕事は、今までその方が行っていたことに加えて、組織としての規則や仕組みに合わせての行動が求められますので、次の第四段階の自尊欲求レベルまで上がっている人のほうが適任です。

第四段階は自尊欲求です。

自分自身の置かれている立場を自覚しています。

自分を認め、自分がやるべきことが見えているので、人の育成を任せても責任ある行動が起こせます。

第五段階は自己実現欲求です。

自分の目標を持って実現していこうとする人です。この人ならば、人の育成を通して、自分の成長をさらに実現させることができるでしょう。ここまでくると担当者として理想的です。

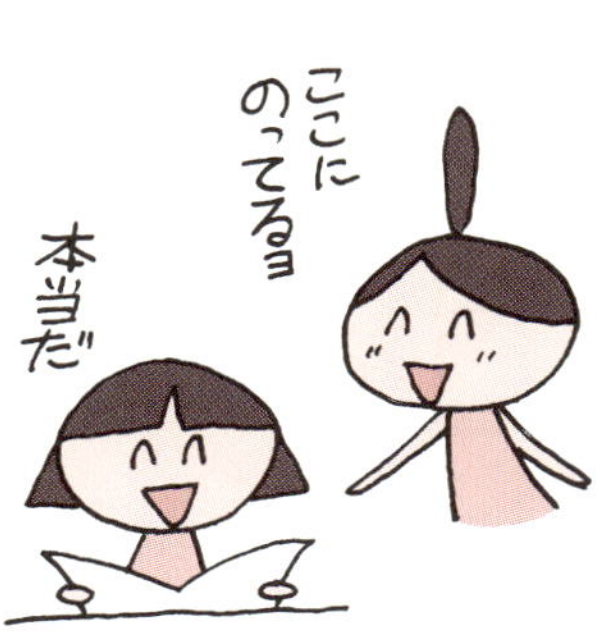

2 さあ、新人育成の担当になった方へ

最初は誰にとっても初めての仕事です。しかし、最低でもマズローの第三段階以上の人に、この重要な「人

を育てること」をお任せしたいと考えています。

あらゆる手段を講じながら、その新人に合った育成を行っていきましょう。

育成担当者は、小さな組織でしたらすべてを自分で行うこともありますが、知識や技術とは別に、態度を別の人にお願いすることがあります。メンターの役割は、他の誰かにお願いすることも出てきます。すべてを自分で行う必要はないのです。困ったときには、チーフやプロジェクトリーダー、時には院長に相談しながら、チーム全体で新人育成すればよいのです。

一番悪いのは、誰が新人のどの部分を指導しているのかがわからず、組織としての責任がない状態です。

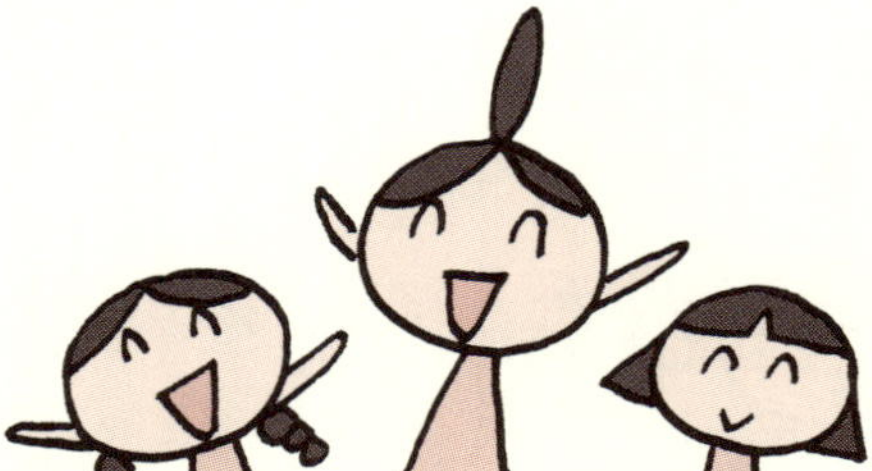

あるチーフの言葉

ある歯科医院での話です。

予約の取り方で院長が受付に聞きました。

「ここは、どうしてこんなふうになっているのかな」

「だって先生、前回のときに、ここは急患のために入れないでっておっしゃったじゃないですか。言われた通りです」

「そうか…。私が言ったかもしれんな。でもこの時間帯にも、患者さんの予約を入れてくれるか」

「本当にいいんですね」

……シラ～とした空気……

このやり取りを聞いていて、ちょっと悲しくなりました。

このチーフが、みなさんの前で、同じような態度をいつもしているとすれば、診療そのものの信頼を失ってしまっているかもしれません。

患者さんにとっても、他のスタッフにとっても、チーフが院長に対して横柄な態度を示すのは苦痛です。

「先生、気になりますか。あの言い方」

「気になる。悪い子じゃないんだけど、直らんじゃろ、あれは」

「そんなことはありません。わかりました。ちょっと言ってみましょう」

……少し時間がたって……

「あなたは、頭のいい人だから、私の言うことを理解してもらえると思うから言うね。さっきの言い方、まずいな…」

「そうですか。でも、ムカっと来るんですよ。決めてたのに」

「ムカっていう言葉が出るんだなぁ。そんなとき、どう言おうって、私言ってたか覚えてる?」

「まずはいったん話を受け入れるって…」

「そうだったね」

「わかってるんですけど、つい…」

「あなたは、一番のベテランでしょ。今回のことは、私が驚くほどだったから、患者さんはそんな空気をシビアに感じているはずよ。院長には、敬語や丁寧語を使わなきゃ。スタッフもあなたの態度を見ていて、それができるあなたを、周りの人は望んでいる。歯科医院の中であなたは、大変影響力のある人なのよ」

「そうなんですよね…」

「ここの理念は何?」

「『みなさまに信頼をお届けする』です」

「その通りよネ」

彼女の目にチョッと涙が溜まりました。

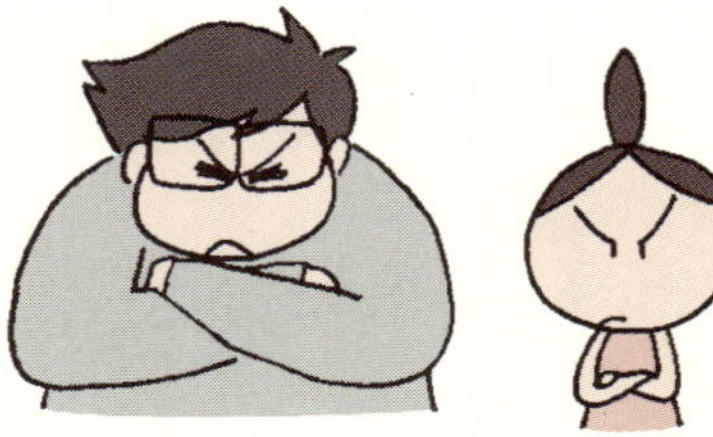

あれから彼女は、少しずつ変わっていきました。いつも人の話をしっかり聞いて、大人の発言が光るようになりました。今では「さすがチーフだネ」私はいつでも彼女をほめています。

役職をもらった人が、成長する気がなければ、役職をはずすこともあります。

その場合、もっと適正のある人を引き上げればいい。

変革の中核にいる人は、ちゃんと信頼して院長についてこれる人でなければなりません。そうしなければ、組織はガタガタになります。

先日、他の業界の人に言われました。「歯科の人達は、感情が顔や声に出やすいですよね」

そんなことはないですヨネ。

私達だって、大人の対応ができるはずです。

さて話を戻しましょう。このチーフは最初は、第二段階の人でした。

このときには、この状態で新人育成を任せると大変なことになりそうだと、あなたも客観的に思われたでしょう。

安心されてください。今の彼女は第四段階です。

今ではすべてを安心して任せられます。人は自覚を持ったとき、その役職に育てられる場合もあります。

だから、役職や担当を明確にして、権限を委譲することはとても大切なことなのです。

3 上司の仕事を知っておく

新人が入ってきたときに、自分の上司にあたる人がどのような仕事をしているか、知っていることが大切です。二つの役職は、次のような仕事をしています。

~院長とは……~

院長は、明確な志を理念によって示し、そのための歯科医院運営のために尽力するものである。

①院長は、理念に合った組織運営がなされているかを絶えず自問し、その運営に不安があればその戦略の変更を決断する。
②院長は、スタッフを信頼し、権限と責任を託すことで尊重し合える組織を作り上げる。
③院長は、定期的に組織運営のための時間をとり、確実な情報収集や情報発信を行う。
④院長は、組織の根幹を担当する人である。小さな枝葉に惑わされず、医院の理念に基づいた運営に努力する。

~チーフとは……~

チーフは、歯科医院の理念に基づきスタッフをまとめ、院長の望む方向に向かって、チーム一丸で取り組む体制作りをすることを業とする者をいう。

①チーフは、院長の片腕として理念に合わせた行動をとり、スタッフをまとめ、スムーズな診療体制を整える。
②チーフは、会議・ミーティングで決定したことに基づき、担当者、期日を明確化し、システムを組むための指揮をとる。
③チーフは、スタッフ間で問題が生じた場合は、院長に報告し、その対応策を練るために、会議・ミーティングにおいて議題として提案する。
④チーフは、朝礼時には司会を務め、朝からスタッフの活力を引き出すことに努める。
⑤チーフは、各スタッフの専門性の向上に努める。

いろいろな人が新人の成長を楽しみにしています。
がんばりましょう。

3 何をするのか

「新人育成の基本は何ですか」と聞かれることがあります。質問されたあなた。自信を持ってください。

基本は理念にあり、その具体的内容はみなさんが作ったマニュアルにあります。この歯科医院独自のマニュアルがポイントです。これを使って人を育成していきましょう。（マニュアルの作り方については『マニュアル作りで仕事を視える化』を参照）

この育成にかかる労力は、当事者以外にはなかなかわかりにくいところですが、相当のストレスをため込んでしまいがちです。

「みんなのやっているところを見て、自主的に動いて」と新人に言うところもあるでしょうが、育成には、行いながら見守る時間と、場と、心の余裕が必要です。その育成にかかわる流れをつかんでおきましょう。

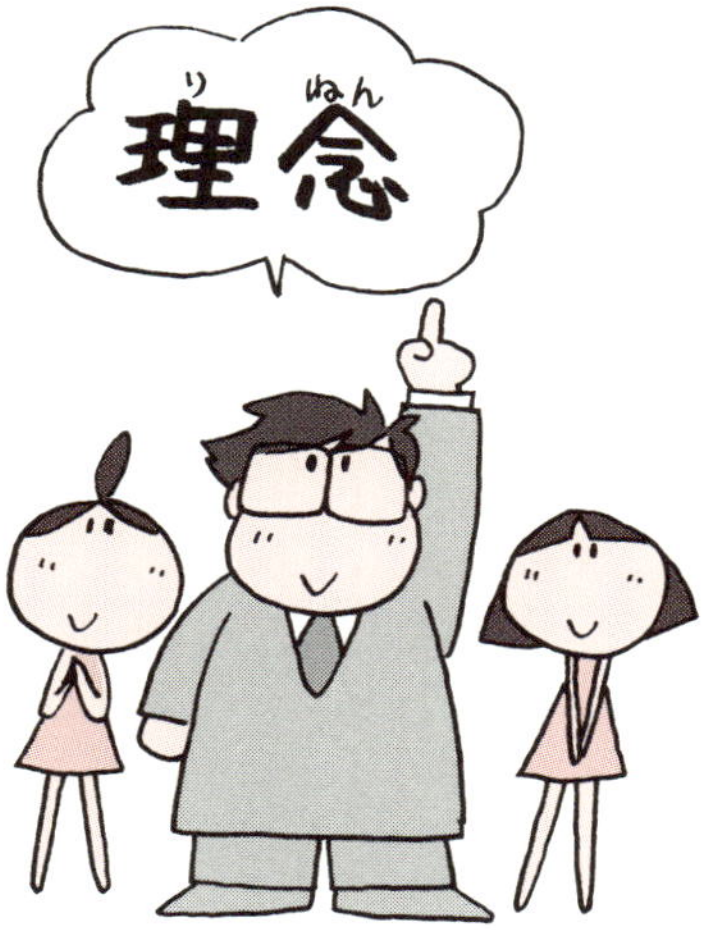

〈その前に、ワンポイント復習〉

シリーズ第一冊目の『歯科医院の活性化―現場で起こる変革のドラマ』は、すでにお読みいただいたでしょうか。

この本は、歯科医院の理念によって、スタッフが一丸となって、創造型経営を行おうと提案をしたものでした。

人材育成を行う以前に、歯科医院にはいろいろな問題があります。もし、その問題が山積みで混乱しているならば、人の育成を行うには無理があります。こんなときに入ってきた新人は、その状況を見て不安に思い、時には呆れて辞めていきます。こんな状態が繰り返されると、人の出入りが激しい状態では組織はいつまでたっても安定しません。

不安定な状況に落ち入っている場合には、まず『歯科医院の活性化』をお読みください。

特に、Cの「問題編　問題の抽出と目標設定」の4みんなで新人を育てよう〈練習問題〉（一二七頁）に目を通しておきましょう。

この本で述べている「人財として人を育てる」以前に、やっておくべきことがあるのだということを、まずは知っておいてください。

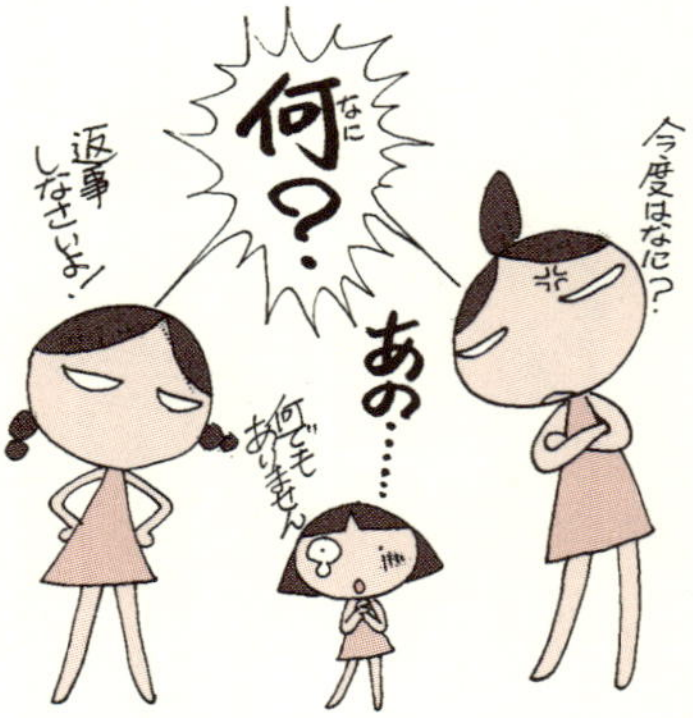
返事しなさいよ!
何《なに》？
今度はなにっ?
あの……
何でもありません

1 新人育成を計画的に行う

さあ、新人が歯科医院にやってきます。受け入れ体制を整えましょう。新人が来てから何をするのか考えるのではなく、あらかじめ準備しておきましょう。

行うことの流れに合わせて、九つの段階（**図6**）に示しました。

・**第一段階は、現状整備です。**

新人を入れる以前に整えておかなければならないことですので、日常的に行ってください。

歯科医院の理念はすべての基本となりますので、全員に浸透しているでしょうか。

そのうえで、今の歯科医院の状態を整理します。それぞれのスタッフがバラバラのことを新人に言っては混乱を招くことになりますので、仕事を「視える」状態にしていきます。

どのような仕事においても、まずは担当者を明確にします。これは、ハーズバーグの動機付け衛生理論で言われているように、担当者が、達成感、承認、仕事の明確化、昇進、成長が感じとれる状況を作り、いつでも責任を持って新人を育て上げられる環境にしていきます。

ハーズバーグの二要因理論
（動機付け・衛生理論）

衛生要因	動機付け要因
職務不満の防止	積極的な職務態度を誘発
会社の方針と経営	達成
監督	承認
監督との関係	仕事
作業条件	責任
給与	昇進
同僚との関係	成長
個人生活	
部下との関係	
身分	
保障	

新人の研修にあたっての準備

新人の育成にあたっては、個人の資質を理解し、その人のいいところを伸ばしながら、歯科医院の体制に合わせた教育を行うことを基本とする。

第１段階（現状の整備）
院長の理念 新人育成担当者の決定 歯科医院の目標の設定 意識統一

第２段階（新人受け入れの準備）
院長の決断 新人育成計画の立案 それぞれの職種でのかかわりを明確化 初出勤日の説明（挨拶） 新人受け入れ物品準備（名札・白衣・シューズ・名刺・諸手続）

第３段階（新人初日）
院長の姿勢　理念 新人紹介 スタッフ紹介 教育担当者紹介 全体説明 担当者・個人面談

第４段階（ビジネスマナー研修）
院長の姿勢　理念 チーフ挨拶　チーム医療について スケジュール説明 内容 ①仕事に対する基本姿勢 ②報告・連絡・相談（ポジティブ・シンキング） ③整理・整頓・清掃・清潔・躾 ④就業中マナー（挨拶・礼・表情） ⑤服装と身だしなみ ⑥電話対応 ⑦部外対応（名刺交換） ⑧個人の資質確認

第５段階（業務の実技指導）
マニュアル確認 新人・育成担当者・院長による重要度・簡易度調査 育成プランの提示（何を・いつまでに・どのように） マニュアルを使っての手取り足とり訓練 スタッフ全員への公開（１週間計画） 期間内上達度の公開（称賛と軌道修正）

第６段階（育成中メンターによる援助）
精神的ストレスの軽減 担当者の確保

第７段階（院外研修の利用）
研修会案内情報の収集 院長による院外研修受講目的の説明 受講後のレポート提出（提出内容と締切日の設定） 受講後の報告会（発表時間と内容の確認）

第８段階（育成後の確認）
育成結果の担当者による報告 承認と称賛の場の決定

第９段階（育成プログラムの訂正）
歯科医院独立性の確率

図６

新人育成には、マニュアルは必須です。したがって、現時点での状況に合わせてマニュアルの改正を行い、情報を共有しておきます。

・**第二段階は、新人受け入れの準備です。**

新人の初出勤日に合わせて、体制を整えます。

新人育成担当者は、この育成においての司令塔となります。それぞれの職種に対して、「見守りながら成長を確認していきますので、何かありましたらよろしくお願いします」と声をかけておきましょう。

新人には、初出勤日に挨拶の仕方などで困ることがないように、事前に説明して指導しておきます。

また、初日から診療に出られるように、必要物品（白衣、名札、ナースシューズなど）の購入をしておきましょう。

・**第三段階は、新人が初めて来た日にする事です。**

短い時間ですが、朝礼のときに、院長の理念、スタッフの紹介、育成担当者の明確化をしておきます。

当日の育成担当者の仕事はなるべく余裕を持たせておきましょう。診療所全体を一緒に歩き、新人の担当部分を明確にして、少し時間をとって面談をします。

このときに簡単な心理分析を行っておくとよいでしょう。人には長所と短所があるように、モチベーションを上げやすい言葉や接し方があります。なるべく互いにストレスのかからないかかわりが大切です。四つのタイプ別に接する方法を提案していますので、参考にしてください（**図7**）。

・**第四段階は、新人のビジネスマナー研修です。**

マナー研修について考えてみましょう。

マナー研修は、院外においても多々開催されています。

地元の商工会議所や中小企業大学校、中小企業支援機構、大手の企業や歯科医師会などです。しかし、歯科医院独自の考えに必ずしもマッチしていませんから、すぐに応用できるとは限りません。ですから、歯科医院内で全体を見て動かせる担当者が、マニュアルに合わせて行えばよいのです。

人に教えるということは、大変なことです。一時間でも話をし、加えて実習を行おうと思えば、計画を立て、資料を準備して、話す内容をまとめなければなりません。院長との打ち合

～簡易分類チェック～

質問

(1) あなたはどのタイプですか。

①活発　②優しい　③こだわり　④冷静

(2) あなたの好きな言葉は何ですか。

①夢　②誠実　③努力　④信念

(3) あなたの弱点は何ですか。

①大げさ　②おとなしい　③神経質　④短気

(4) あなたに新しい仕事を任されたときに、どのようにやりたいですか。

①みんなをまき込んで、わくわくしてやりたい
②決まったことを、みんなと手を取り合ってやりたい
③慎重に準備しながら計画的に進めたい
④結果をイメージして、エネルギッシュに進めたい

(5) あなたに後輩が相談にきたとき、どのように対応しますか。

①正直な考えや気持ちを伝えて共有する
②その人に気遣いながら、まずは話を聞く
③どうしてそうなったのか質問し、分析しながら聞く
④相手に合ったアイデアや解決策を考え提案する

どの番号が多かったですか？もしあなたがSMAPのメンバーだったら…

①が多い人…楽しく人を動かし仕事をする人	中居タイプ
②が多い人…組織には必ずほしい和みの人	草彅タイプ
③が多い人…自分を持っていて深く考え仕事をする人	稲垣タイプ
④が多い人…仕事を組み立て全体を動かす人	木村タイプ

ちなみに、香取さんは①と②を自由に行き来している人です。SMAPの中では②ですが、SMAPから出ると①のタイプの行動ができます。

図7　4つのタイプ分類

もし、新人がこのタイプだったら、こんな指導をしてみよう。

	特徴	接し方
①中居タイプ	割となんなくリーダーシップを取りますが、あまり深く考えずに大雑把に物事を進めます。明るく楽しくまとめ、行動に移します。	細かくは言わない。大雑把に指導し、その後は自主性に任せる。ときどき声をかけて確認する。ほめるが基本。
②草彅タイプ	みんなで決めたことを真面目に取り組みます。物事を静かに見て、争いごとを好みません。自分が謝ってでも全体の調和を整える、癒しの人です。	丁寧に指導する。できれば手取り足取りぐらいの気持ちで接する。いつも暖かく見守る。声かけが基本。
③稲垣タイプ	自分自身を持っていて、深く物事をとらえ、考え行動します。人がどう言おうと、自分が信じたことをやり遂げます。コツコツと、時間と場があれば天才的な能力を発揮します。	目標を明確にして、理論立てて説明する。専門的な話に興味を持つので説明するほうにも勉強が必要。任せることが基本。
④木村タイプ	人を動かすカリスマ性があります。自分自身で状態を確認し、決断して動きます。しかし、自分が知らないうちに何かが決まってしまうと、同調しない頑固さがあります。	理念、ビジョンを語りながら志を示す。細かく言わなくても、課題を与えればどんどん自己努力する。信頼するのが基本。

わせもあるでしょうし、結構大変な作業です。この大変さが育成担当者を育てます。

歯科医院によっては、若いスタッフばかりで、人がいない場合もあるかもしれません。その場合は肩を張らずに、みんなでマニュアルやテキストを読み合わせるのもいいでしょう。いわゆる勉強会の方式です。

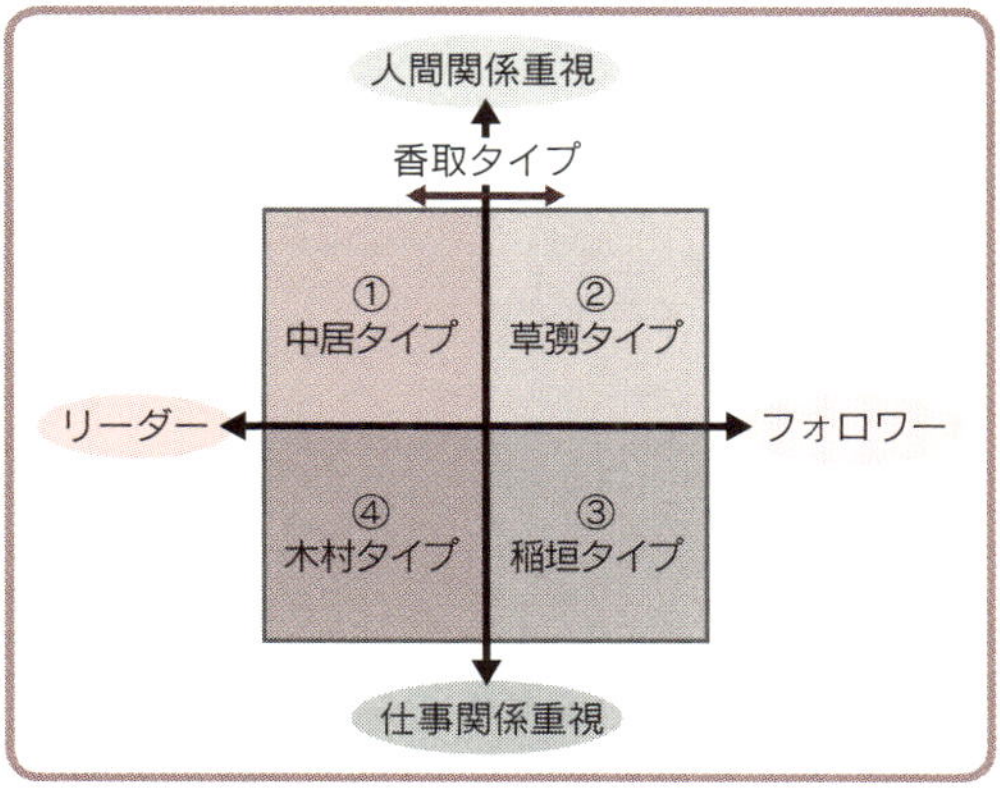

図8は、デンタルタイアップが新人育成のための研修を行うセミナーの内容です。

何度もあることではありませんから、新人受け入れに合わせて、育成担当者も同じ研修を受けて頂くよう案内しています。

ここで大切なのは、新人だけでなく全てのスタッフが仕事として基本を忘れてはならないという事です。

ビジネスマナーや礼節の話は何度聞いてもいいですから、一年に一回は歯科医院の中でも定期的に研修することをお薦めします。内容は、歯科医院でのマニュアルを基本とします。また、内容の充実が図られていない場合は、文部科学省後援「ビジネス能力検定3級テキスト」（**図9**）を使ってください。この研修は片手間ではできませんので、時間をとって行いましょう。

新人研修内容

1 本日の目的
2 歯科医院の理念
3 コミュニケーションの重要性
4 組織図
5 挨拶・報告・連絡・相談の基本
6 出社から退社まで
7 具体的な指示の受け方・話し方
8 敬語の使い方
9 基本的な電話の取り方

〈資料提供：阿品ファミリー歯科〉

図8

2016年版 ビジネス能力検定公式ジョブパス３級公式テキスト
発行　株式会社 日本能率協会マネジメントセンター

【本書の内容】
☆試験に対応した公式テキストであり、試験対策用教材です。職業教育・キャリア教育の道しるべとしてご活用いただけます。
●仕事に大切な８つの意識（顧客・品質・納期・時間・目標・協調・改善・コスト）を学びます。
●職場の基本的なマナーや、仕事を進めるコミュニケーションについて基本を学びます。
一般財団法人職業教育・キャリア教育財団 著
2015年12月発行. B5判並製 152頁

【目次】
第１編
ビジネスとコミュニケーションの基本
・キャリアと仕事へのアプローチ
・仕事の基本となる８つの意識
・コミュニケーションとビジネスマナーの基本
・指示の受け方と報告、連絡・相談
・話し方と聞き方のポイント
・来客応対と訪問の基本マナー
・会社関係でのつき合い

第２編
仕事の実践とビジネスツール
・仕事への取り組み方
・ビジネス文書の基本
・電話応対
・統計・データの読み方、まとめ方
・情報収集とメディアの活用
・会社を取り巻く環境と経済の基本

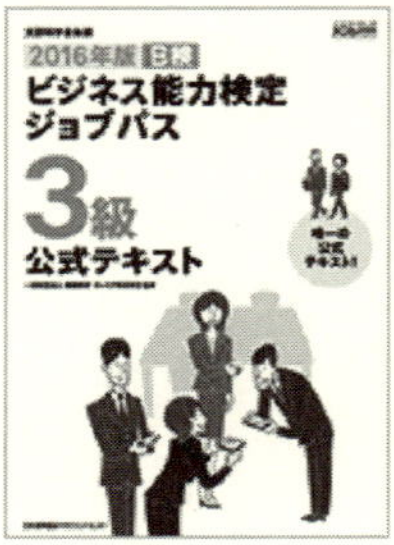

http://bken.sgec.or.jp/practice/

図9

・**第五段階は、新人への業務の実技指導です。**

新人育成がいつの段階で、どのように進んでいるかの「視える化」をしていきます。誰もが、新人に声をかけ、励まし、認める体制を作ります。

新人は院長の診療補助につくことが多いでしょうから、この部分の育成をどの順番で進めるかは担当者が院長と話し合っておかなければなりません。そのうえで育成プランを立てておきましょう。

マニュアルを使って指導を行いますが、一回は一行ずつ声に出して読み合わせ、確実に伝えることを行います。

一週間に一回（例えば月曜日の朝礼）は育成の進行状況をみなさんに伝え、それぞれのメンバーから新人の成長に声をかけられるようにします。

成長している場合は、朝礼などでみなさんからの励ましや称賛の声がほしいところです。

・**第六段階は、メンターからの援助です。**

新人も育成する側にも精神的負荷はかかりますので、それを軽減させる担当者がいります。その方法と存在を確認しておきます。

・**第七段階は、院外研修の利用です。**

外部の研修を受けることも組織としては必要です。院内がマンネリ化している場合、積極的に受けることもありえます。

外部の研修会は遊びに行く訳ではありません。歯科医院を代表して参加するのですから、事前の情報収集、歯科医院の代表として参加しているという意識での名刺交換、帰ってからレポート提出、院内勉強会を開いての報告会など、その一連の作業までを仕事と考えましょう。

・**第八段階は、育成後の確認です。**

育成担当者は、指導が計画通りに進んでいるかを定期的に確認して全体に報告します。成果が認められれば、新人だけでなく、育成担当者への称賛も忘れてはいけません。互いにモチベーションを上げることができます。

・**第九段階は、育成プログラムの訂正です。**

新人育成プログラムは、新人育成の途中で細かな修正はされているでしょうが、全体が終わった段階で全面的に見直し、次の新人育成時に対応できるかを検討しておけば安心です。いつでも同じではなく、絶えず改善を進める体制を持ち続けましょう。

これだけの準備をして人の育成に取り組んでも、新人からは自信のない発言が出るかもしれません。でもいいじゃないですか。全く何もやらないよりも。

ここで「これからみなさんと一緒にがんばります」って思ってもらうことが大切です。

4 何から教えればよいのか

1 育成プランを立てる

① 仕事に重み付けをする

第五段階は、マニュアルを活用しながら育成プランを立てる作業です。

まず計画を立てましょう。

新人は、一度に何でもできるわけではありません。

少しずつ、理解し、技術や知識を上げていきます。

「いつまでたってもできない」と非難するのではなく、少しずつでも「できるようになった」とほめて認める体制にしていきます。そのためには、いつ、誰が、どのように指導しているのかを視える状態にしておく必要があるでしょう。

ある歯科医院で起こったドラマ

何から教えればよいのか

あるとき、ある歯科医院の育成担当者から相談がありました。

「院長は、新人ができないことがあると、すぐに『早くできるようになってよ』と言います。計画を立てて、この順番で育成していきますって公開しているのに、まだ教えていないことまで、できていないと言われるんです」と、彼女はちょっと困った顔をしました。

「そうなのか」

「私は計画通りに彼女に指導しているのにとてもストレスです」

「それはそうだネ。もしかしたら、先生は違うことからできてほしいって思っているのかもしれないネ」

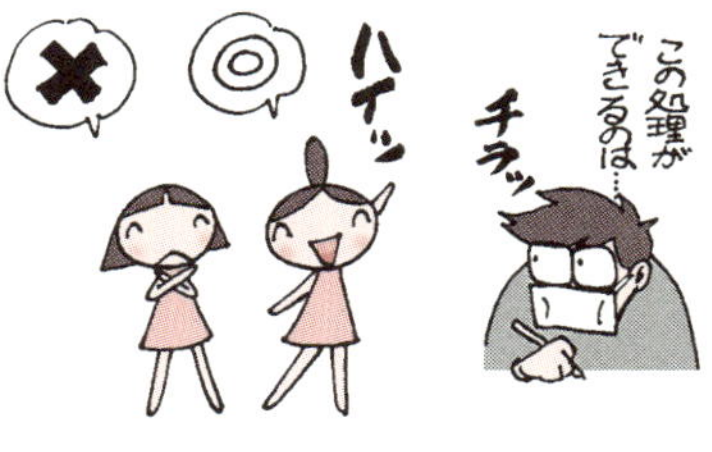

「そうですかね～」

「少し、院長のできてほしいと希望する業務を、理解してみる必要があるかもネ」

「ハイ」

……診療が終わって、院長、副院長、チーフ、育成担当者と私の五人でミーティングが始まりました……。

「もしかしたら、先生は新人の成長に少し不安がありますか」

「ウン、こんなこともまだできんのか～って思うときがある。これができてれば、スムーズに診療が流れるのに、とね。例えば、レントゲン室への誘導や、セッティングさえしてくれていれば、僕が確認してボタンを押すだけでしょ。しかし、まだできんのヨネ～」

「まあまあ。そこはまだ教えてないものネ。でも、必要性が高いものは、少し無理してでも育成計画の中に入れてもいいかもしれないヨ」

「そうよ。そうしないと、いつでも院長先生にできないと言われ続けるわよ（笑）」

「ハイ」

「人それぞれ、できてほしいことが違うからな～」

「ここで、考えてないといけないことは、たとえ、早くできるようになってほしいと思っても結構難しくて努力を続けないといけないものだったら、できるまでに時間やストレスがかかります。重要であるけれども簡単なレクチャーやトレーニングで解決できるならば、教わる側も教える側にもストレスはかかりません」

「なるほど」

「彼女の仕事は診療補助が主です。ですから、先生方が直接接しているために、業務上必要と思ってらっしゃる仕事の内容と、育成担当者が先に教えておきたいと思っていることに差があるかもしれません。育成順序のすり合わせを行ってみませんか」

「そんなことできるのですか」

「目次マニュアルを持ってこれる？」

「お待たせしました。それでは、各項目別に、重要と思われるものから順番に、五段階評価をしましょう。5が重要度が高いものです。手を上げて、点数を示してください。平均点数を書き込みます。それでは…」

……順番に書き込んでいく……

「今度は各項目別に、簡単にできると思われるものを五段階評価してみましょう。5が簡単なものです。それでは◯◯から…」

……書き込む……

「これをかけ合わせて並び替えをしたものが、重要であり、加えて簡易度の高いものとなっています。物事には順番というものがあって、どれだけ重要と感じていても、実行不可能な状況の場合には、いつまでたってもできないというストレスが生じます。仕事は、バランス感覚であって、重要であり簡易に着手できるところから始めたほうが楽ですネ」

「どう？」

みなさんじっくり眺めています。

「かなりいい感じです」

「そう、よかった。先生はどうですか。この育成の順番でしばらくやってみましょうか」

「そうだネ」

……後日……

しばらくして歯科医院へうかがうと、育成担当者の誇らしげな顔を見ました。

「うまくいっています」

私の顔を見て、声に力が入りました。

新人もハツラツと仕事をしています。

そう、仕事は視える状態にしなければ！

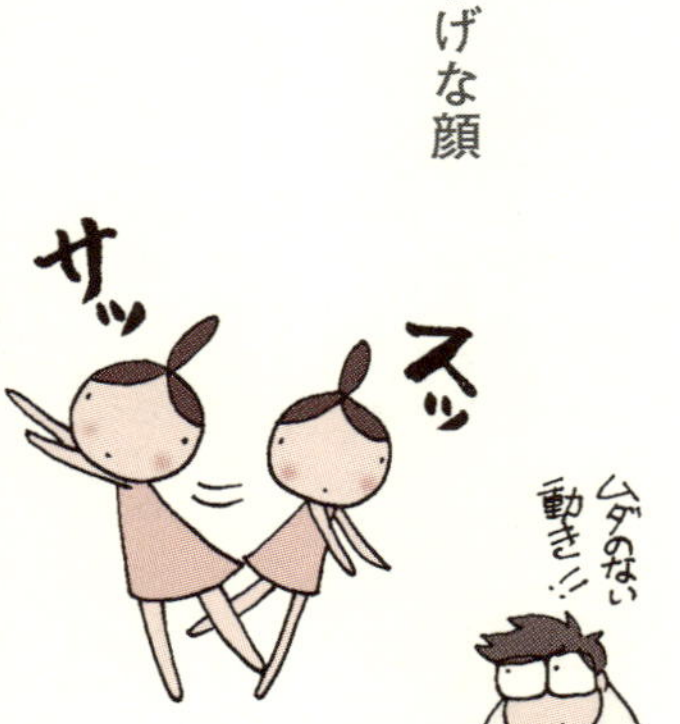

さて、ここで紹介したように、育成する内容の順番は、歯科医院のストレスを回避するためにも、とても重要なポイントとなります。

何が歯科医院にとって重要であるかを、その仕事に合わせて数値化する作業を「仕事の重み付け」と言っています。重み付けとは、その仕事が現在どの程度必要とされているかを知るための作業です。スタッフにとって、自分の行っている仕事はどれも重要ですから、誰しもそれから教えたいと思います。しかし、歯科医院全体で考えてみると、その仕事が最重要であるとは限りません。

そこで、医院のマニュアルの目次の項目を使って、院長、チーフ、プロジェクトリーダー、育成担当者、時には新人も参加して重み付けをすることで、何から育成を始めるかの順位を決めていきます。

ここでのポイントは、その項目の「重要度」と「簡易度」です。

重要度は五段階で表しました。

5↓	現状ではすべてをおいてでも解決すべき最重要課題である
4↓	現状では重要課題である
3↓	現状ではときどき重要とされることである
2↓	現状では重要でないが、将来重要となるかもしれない
1↓	今後も重要になるかはわからない

時に院長から「自分の補助につくのだから、私の意見を優先させてほしい」という要望が出ることもあるでしょう。

その場合、(院長の重要度)×一・五倍などにして、他よりも比重を重くして計算することも可能です。

次に「簡易度」を測ります。これはその作業に取り組むときの気持ちのうえでの取り組みやすさを表しています。

どれだけ重要と感じていても、実行不可能な状況の場合、いつまでたってもできないというストレスが生じます。仕事は、バランス感覚であって、重要であり簡易に着手できるところから始めてもかまいません。

軌道に乗ると、難しいことにチャレンジしてみようという意欲が生まれます。

次の基準で判断してみてください。

簡易度を五段階で表しました。

5↓	簡単にできる
4↓	今でも負担なくできる
3↓	少し努力すればできる
2↓	時間がかかるが、なんとかできる
1↓	とてもできそうにない

仕事の重み付けをすると、だんだんと仕事が視える状態になります。

さらに、次の作業を行ってください。

その仕事の重み＝重要度×簡易度

ポイントが高い順番が、誰もが納得できる「新人を育成する順番」です。

チーム一丸になって、確実に一つひとつの作業を進めていきましょう。

記入表を**図10**に示しました。

工夫をして使ってみてください。

この表で順番が明確化されますが、支障がある場合は、全体ミーティングで確認しながら調整すればよいでしょう。

また、新人が他の歯科医院で経験のある人であるならば、重み付けに参加してもらったほうがいいでしょう。

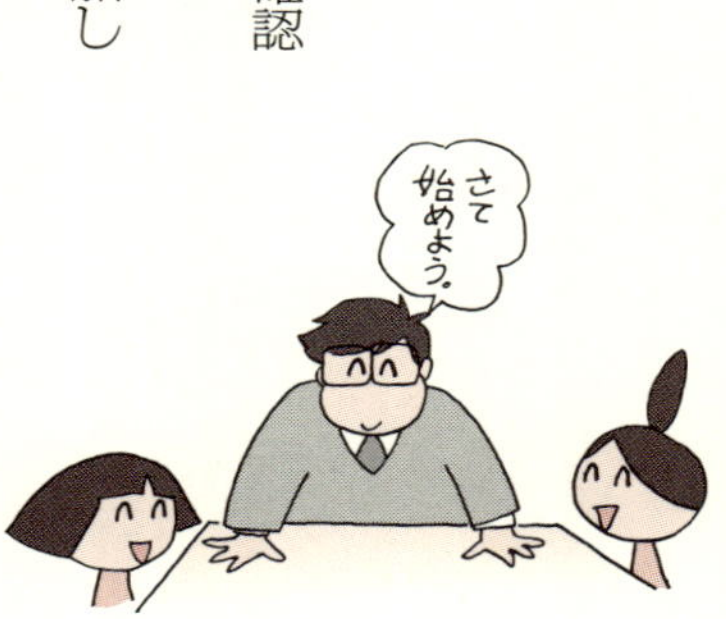

② 進行表を作る

育成する順番が決まったら、その項目を計画的育成プランに記入し、一週間ずつ集中的に声をかけ合って育成する体制に入ります。

図11は、一カ月の中で、育成する項目（重要度×簡易度による新人育成の順番）をどのように取り組んでいくかを目に視える形で担当者が計画を立てたものです。新人育成は、左上から右下に流れるように移行します。確実に一つずつ教えながら、次の育成項目に移行しなければ、互いの達成感が感じとれにくくなるでしょう。

また、すべてのスタッフに見えるように掲示して、「○○がいつまでたってもできないじゃないか」という安易な批判や誤解が生じないように、また担当者や新人があせらずに取り組める

仕事項目	担当者			院長			チーフ			重み合計
	重要度	×簡易度	＝重み	重要度	×簡易度	＝重み	重要度	×簡易度	＝重み	

重み合計が大きい順番に並べなおす

重要度
- 5→現状ではすべてをおいてでも解決すべき最重要課題である
- 4→現状では重要課題である
- 3→現状ではときどき重要とされることである
- 2→現状では重要でないが、将来重要となるかもしれない
- 1→今後も重要になるかはわからない

簡易度
- 5→簡単にできる
- 4→今でも負担なくできる
- 3→少し努力すればできる
- 2→時間がかかるが、なんとかできる
- 1→とてもできそうにない

目次項目例（マニュアルの目次を使う）	本人			院長			育成担当者			合計点数
	重要度	簡易度	計	重要度	簡易度	計	重要度	簡易度	計	
挨拶・患者誘導・身だしなみ・言葉遣い	2	5	10	5	3	15	5	3	15	40
診療室棚の中の配置	3	3	9	3	3	9	3	4	12	30
ユニット操作（ワゴン・サイドテーブル補充）	3	4	12	3	3	9	4	3	12	33
朝の準備（消毒・空調・技工物）	3	4	12	4	2	8	5	2	10	30
レジン（CR）について	3	2	6	3	3	9	4	3	12	27
セメント種類・用途	3	2	6	3	3	9	4	2	8	23

点数が高い順番に育成すればよい

図10　取り組む仕事の順番

ように、全体でカバーする体制をとります。

星取り図

- ● 第一段階　マニュアルを使って説明済み
- ● 第二段階　補助につけば何とかできる
- ● 第三段階　一人でできるがチェックあり
- ● 第四段階　単独で行える

一目で教育がどこまで進んだかわかるように星取り図を使います．

新人Ｍ子さん　育成プラン

凡例　計画橙　実践青（計画通り）　赤（遅れ・超過）

No	大項目	業務名称	担当	合格	時期	(4) 月	(5) 月	(6) 月	(7) 月	(8) 月	(9) 月	(10) 月	備考
	A　礼節	挨拶・患者誘導（医療人としての接遇）	A さん	●	計画 実践								
	A　礼節	身だしなみ（医療人としての常識）	A さん	●	計画 実践								
	C　診療準備	診療室・コンプレッサー・空調・消毒・補充・技工物	B さん	●	計画 実践								
	C　診療準備	ユニット周り	B さん	●	計画 実践								
	C　診療準備	消毒の流れ	B さん	●	計画 実践								
	E　受付業務	朝の準備	B さん	●	計画 実践								
	E　受付業務	昼の片づけ	B さん	●	計画 実践								
	E　受付業務	帰りの片づけ（集計を含む）	B さん	●	計画 実践								
	A　礼節	スタッフとのコミュニケーション	A さん	●	計画 実践								
	B　診療室の管理	診療室内棚の見取り図（保管場所を含む）	C さん	●	計画 実践								
	B　診療室の管理	消毒コーナーの見取り図（保管場所を含む）	C さん	●	計画 実践								
	B　診療室の管理	石膏室の見取り図（保管場所）	C さん	●	計画 実践								
	B　診療室の管理	ユニット（電源・スイッチ・インスツルメントの作動）	C さん	●	計画 実践								
	B　診療室の管理	キャストの配置と整理（要写真あるいは見取り図）	C さん	●	計画 実践								
	B　診療室の管理	キャビネット横の引き出し内の機材の所定場所		⊕	計画 実践								

少し時期がずれましたが教育は終わっていることを示しています

計画は■で示します．できたら■，できなかったら■を入れます．

育成する項目はマニュアルに準じます．
70～130 項目ぐらいになるでしょう．
教える順番は 重要度 × 簡易度で重みづけ をして点数の高いものから教えていきます．時には 本人 ＋ 院長 ＋ 育成担当者 の点数により順番をかえることもあります．
全くの新人と転職組は，違っていて当然です．

図 11　新人育成計画の例

ある歯科医院で起こったドラマ

育成担当者の勘違い

ある歯科医院での話。

育成担当者の愚痴が出る。

「あの新人。私が二度も言ってるのに、やらないんですよ」

「そうですか。全体がつかめていないから、なかなか頭に入らないかもしれませんね」

「そうなんですかね」

「ここのスタッフの誰かが言ってたな。百回聞いてって言ってるって」

「それって私です。私が言いました」

「そう、それなら百回言うつもりであなたも根気よく言えばいいのよ。それでできればいいじゃない」

「そんなにかかりますか」

「人は、すぐにつぶれるよ。やれって言ってるのにできないと言い続ければね」

「新人つぶしてます？　私」

「どうかな」

「そんなもんなんですかね」

「そんなものよ。仕事に慣れている人ほど仕事の仕方がわからなくなる」

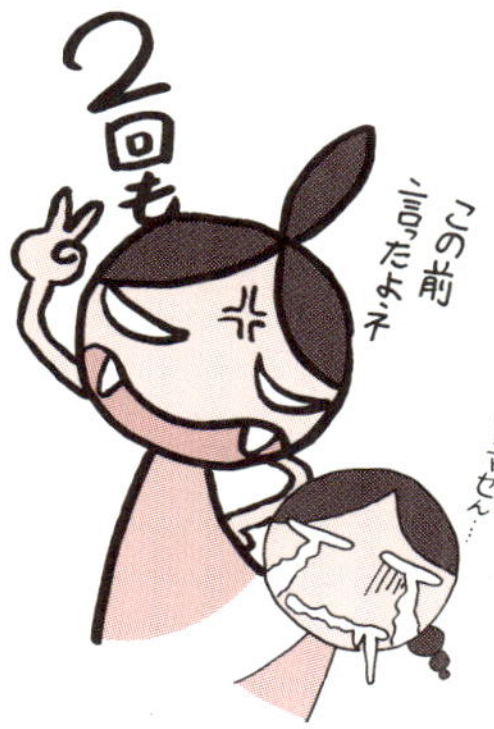

「そうですか。もう一度やってみます」

「がんばって、あせらないことよ」

「わかりました」

育成担当者の目に輝きが戻った。

2 どうやって結果を視えるようにするのか

① 協力体制をとる

スタッフ全員で、新人育成の協力体制に入りました。

例えば「セメント種類・用途」を指導している期間であれば、担当者はマニュアルを使っての説明を早期に行い、実際にやって見せておきます。それ以降は、その処置が入る患者さんが来られたら声をかけて傍らで見学させたり、時間があいたら練習の場と時間を与えます。診療中にすべてができるわけではありませんから、昼休みの有効活用はこの期間には必要です。

担当者のチェックが終わったら、実際にやってみる機会を意識的に作りましょう。他の歯科医院で経験を積んでいる場合には、就職してすぐにやってもらう場合もあるでしょう。多少のスピードは速くなるかもしれませんが、育成は基本通りに行い、歯科医院としての体制を崩さないようにします。これらのすべてのことは、担当者一人では大変な作業です。ミーティングなどで、どこをどのようにお願いしたいのかを、担当者が明確に伝えます。

② できることを視えるようにする

新人ができるようになったことは、すべての人がわかるようにします。

そのできるという基準にも、段階があるでしょう。

例えば

①マニュアルを使って説明が終わっている（担当者指導）
②誰かが補助につけばなんとかできる（担当者指導）
③一人でできる（担当者院内中間チェック）
④習った処置について、人に説明することができる（担当者院内最終チェック）

育成担当者の指導でこれらの段階を終え、院長の最終テストに合格した項目については、その業務を正式に患者さんに行うこととなります。

図12は、新人の育成がどれくらい進んでいるかがわかる、「業務達成星取図」です。すべてのスタッフが新人の成長を把握し、見守る姿勢を持ちながら声をかけ、歯科医院全体で成長を確認していきます。

③ 報告は全員の前で行う

新人育成に対する情報は、朝礼や月に一回のミーティング

新人○○さん、業務達成星取図

育成順番	項目	星取図	中間チェック	最終チェック	合格印
1	挨拶・患者誘導・身だしなみ・言葉遣い		4/7	4/14	
2	診療室　棚の中の配置		4/7	4/14	
3	ユニットの操作（ワゴン・サイドテーブルの物品補充）		4/7	4/14	
4	朝の準備（消毒・空調・技工物）		4/14	4/29	
5	レジン充填補助		4/22	4/30	

第一段階　マニュアルを使って説明済み
第二段階　補助につけばなんとかできる
第三段階　一人でできる
第四段階　人に説明できる

図12　業務達成星取図の例

で報告します。

目に見える変化はかならず認め尊重し、ちょっとしたトラブル、進行が遅い、できていないなどの問題は、個人への批判ではなく、どうすればできるのかを前向きに話し合います。全体で補いながらどのように対処できるのかという前向きな発言をして取り組みましょう。話し合った結果は記録を残して、次の新人が入ってきたときの参考資料とします。

3 新人育成が終わったら

計画通りに育成が進みました。

「おめでとう」

やっと一緒に仕事ができるスタートラインにつけましたネ。

仕事は、「いつの間にかできるようになった」ということはありません。毎日コツコツと努力を続けるその積み重ねです。

さて、育成期間を通して生じたスタッフ間の衝突、問題、ちょっとした言葉の誤解、新人が理解しづらかったこと、不安だったことなど、すべてを書き出しマニュアルの改善を行っていきましょう。

人を育成することで、みなさんは成長しました。

歯科医療はチームワーク医療と言われているように、一人ではできません。

これからも毎日を大切にして、チームとして行動してください。

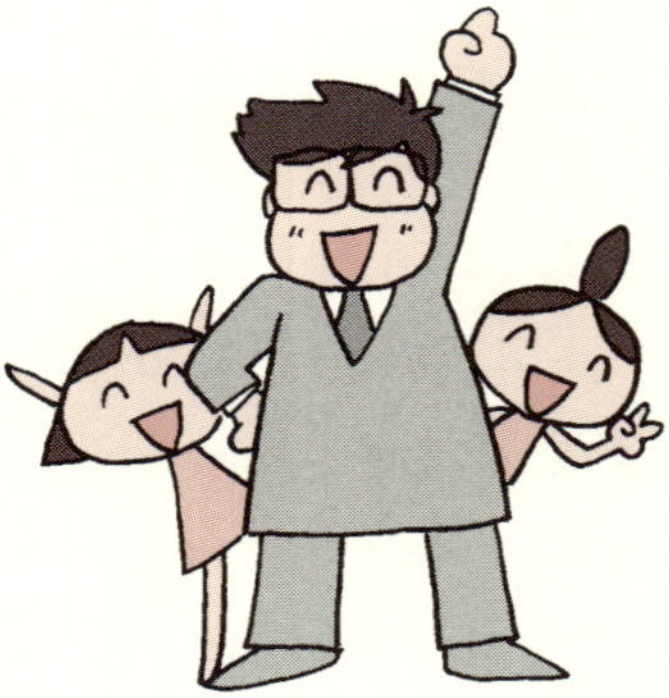

ある歯科医院で起こったドラマ

新人育成プログラムを使って育成した新人から

阿品ファミリー歯科　岩井実佳

私が新人歯科助手として困ったことは山ほどあります。

学校で習ったことはほんの一部にしか過ぎません。就職して診療介助につくと、治療の手順やアシストの仕方など、習っていても頭も体もついていってはいけないことがたびたびでした。

そんな中、院長から知らない器具名を言われたことがあります。そのときには本当に困りました。わかりませんと言って直接院長に聞けば、患者さんが不安になるでしょうし、院長は機嫌を悪くして怒るだろうと思うと、その場では何も聞けませんでした。どうすればいいのか全くわからずあせるばかりで、そのときは手の空いている先輩の所に走って聞きに行ったりしていました。

私は、育成プログラムに沿って習いましたが、3カ月で歯科助手の仕事や内容がすべて身につく訳ではありません。歯科助手として数々の実習試験に合格しデビューをしても、やっと新人になったという思いでした。不安があり、駆け足で来たという思いがあったので、自分自身では中途半端な気がしてなりませんでした。

しかし、合格という一つの区切りに到達できたとき、院長や先輩方が一緒になって喜んでくれました。そのときは本当に嬉しかったです。

私は、合格したから終わりではなく、まだまだこれからがんばらなくてはいけないのだと、そのとき覚悟しました。

育成プログラム修了時に院長手作りの賞状を渡す。

「先生、そんな子供のようなもので喜びますか?」と質問する。

「それがじゃネ、喜んでくれたんよ。見てみて、この写真」

「なるほど…。嬉しそう。嬉しいんですネ、やっぱり」

リラックスタイム

日本経済新聞の土曜日は、いつもちょっとした統計資料が載っている。

二〇〇八年三月一日は、新人、上司についての気をつけてほしいランキングがテーマだった。

どの職場でもありえることで、これだけは業界としての特徴はないのだろう。互いに気を付けて対応したい。

ちなみに、内容は、新人の場合には、意思の疎通に関する問題が多く、上司の場合は、役職としての姿勢を指摘しているものが多い。

新人さん、ここに気をつけて

1位　挨拶がきちんとできない
2位　メモを取らないで、何度も聞く
3位　敬語が使えない
4位　雑用を率先してやろうとしない
5位　ホウレンソウができない(報告　連絡　相談)
6位　同じ間違いを繰り返す
7位　返事ができない
8位　自分のミスを謝らない

上司は、ここに気をつけて

1位　言うことがコロコロ変わる
2位　強いものには弱く、弱い者には強い
3位　大事な局面で責任逃れ
4位　感情的で気分屋
5位　失敗を部下のせいにする
6位　上司自身が仕事ができない
7位　部下の手柄をとっていく
8位　部下の指導をしない

日本経済新聞、2008.3.1何でもランキングより

Human Resources

社会人を経験した新人を受け入れる時代

いろいろな歯科医院に行くと、思わぬ人々と出会います。
以前に学校の先生をしていた方、
銀行の教育指導の担当を行っていた方、
音楽家、
ダンスの先生、
エステの店長、
ブライダル営業をしていた方、
一流のホテルに勤務していた方、
客室乗務員をしていた方など、いろいろな経歴をお持ちの方々です。
現在、深刻な不況の中で、優秀な人材が私達の業界に入ってくるようになりました。今の世の中、常勤で働ける場所は、そうは多くありません。厳しい時代だからこそ、歯科業界にとっては優秀な人材を確保できるチャンスでもあります。
優秀な人は、歯科業界の仕事が初めてであっても、それまでのトレーニングや経験や生き方、考え方などで頭角を現すのに時間はかからないことも多くあります。実際、六カ月ほどの経験でチーフクラスの仕事をしている人は結構います。歯科医院には、その人の持っている強みを、いかに導き出せるかが問われるでしょう。

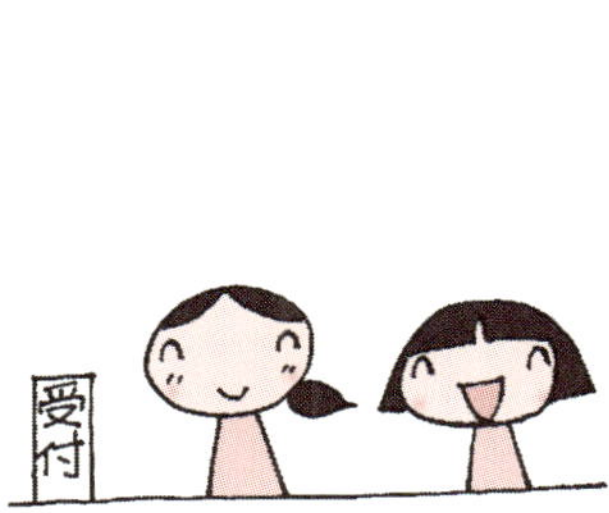

その新人の能力を生かさなければ

あるアパレルで働いていた人の話です。院長からは、「店長を任されていたようです」と聞いていたのでちょっと話をしてみました。


「どこでやってたの？」

「大阪の中心なんです」

「スゴイネー」

「イエ、もう大変でした」

「何年ぐらい」

「六年店長をしてました」

「お金の部分まで任されてたの？」

「ハイ」

「その売上は？」

「だいたい一億でした」（ちなみに、日本の歯科医院の一年平均の医業収益は五千万円いきません）

「ずっと黒字でいけた？」

「ハイ、六年間黒字で運営していました」

「それはすごい、すごい」

「私、がんばりすぎて体調崩してしまったので仕事辞めたんです。小原さん、私、この仕事向いてますか？」
「どうして」
「何か合わない気がして」
「あなたにネ、活躍していただけるような業界にならんといけんでしょ、助けてくれる？」
「ハイ」

業界外での仕事をしていた方が、何かの発言や提案をしたとき、それを受け入れられるか否かで、歯科医院としての姿勢が問われます。私達は、優秀な人を生かす業界や歯科医院でなければなりません。

また、こんな方もいらっしゃいます。

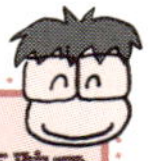

ある歯科医院で起こったドラマ

ベテランの新人DHの言葉　そして彼女は去って行った

ある歯科衛生士さんと出会った。

まだ入社して三日目。

スタッフで一年の計画を立てる会議で、組織としての強みと弱みを話し合い、強みをさらに強くしていくための会議をしているときだった。

その中でこのような発言をされた。

「普通だったら、こんな時間使わなくてもちゃんと診療できますよね。こんなくだらない時間を使うんだったら、診療するほうがいいと思いますけど」

　これを聞いていたスタッフから涙が出る。

「あなたにとってはくだらないことかもしれませんが、私達はコツコツと改善を繰り返して今があります。だから、一年前より自分達が成長できていることをみんな確認することができるんです」

「組織はね、情報の共有が一番大切なんですよ。同じ方向を向いて団結しないといけませんからね。あなたが過去にご勤務されていた歯科医院も、スタッフの方には見えなかったかもしれないですけれども、院長はその努力をされていたと思いますよ」

　私も同じ言葉を入れた。

「そうですか。私がいたら会議にならないでしょうから、辞めます。この三日間ずっとそう思っていましたから」


…残念ながらこんな方も世の中にはいらっしゃいます。

四十代での歯科衛生士。この年代になれば就職はかなり厳しくなるでしょう。

それは、本当の意味での技術や知識、生き方、考え方が問われるからです。

過去の個人の経験だけで発する言葉は難しい。

歳を重ねるだけ人間性や、社会性、一般常識が当然求められます。

時代に合わせた柔軟性も必要でしょう。

その中で、歯科医院の変革に付き合うことは大変なことだと思います。

特別なプライドを持っていると、社会は自分には適合してはくれません。

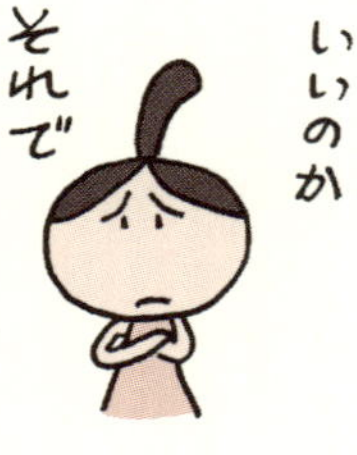

それは新人であっても当然のこと、若いときこそ知力や体力があるものです。大いにみなさんに鍛えてもらってください。

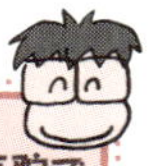

ある歯科医院で起こったドラマ

新人のモチベーション

ある歯科医院での話です。

新人助手さんが元気がないということで、時間をとって話を聞きました。

「だれか手伝いに来て！と言われたら、私にだと思うのですが、先生の補助についているので行けないことが多いんです。インカムでそのように伝えると、『それでは一人でします』と返事をされます。でも、その言い方ってモチベーションが下がるんです。助手と言うことで、消毒も任されているのですが、消毒するのが当然と思われても忙しいので……」

「そうかそうか」と聞きながら…。

途中から、

「人並みに働いて、普通の人。人の二倍働いて、ありがたい人。人の三倍働いて、初めてあの人はすごいと言われる。新人であるあなたが人並みの働きしかしないで、当然と思われても…と言ってる限り、あなたの成長はないかもしれない。がんばれる？人の一・五倍！」

みんなの話を聞きながら、私もいつも勉強している。

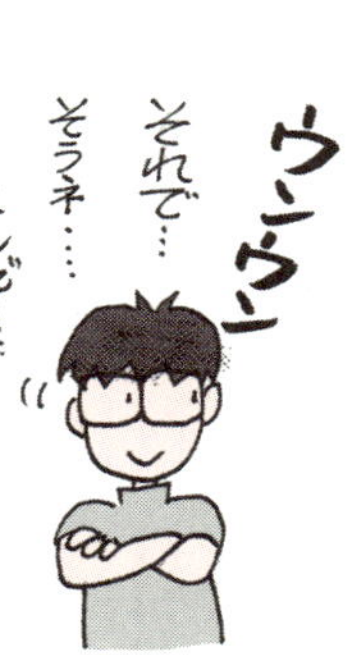

組織には人がいる。
新人育成には、
精一杯の愛情がいる。

時間をとり、
暖かく見守り、
ちょっとした成長を確認して、
ほめる言葉をおしまない。

新人の顔を見てみよう。
輝く目をしていれば、
組織の力はついている。

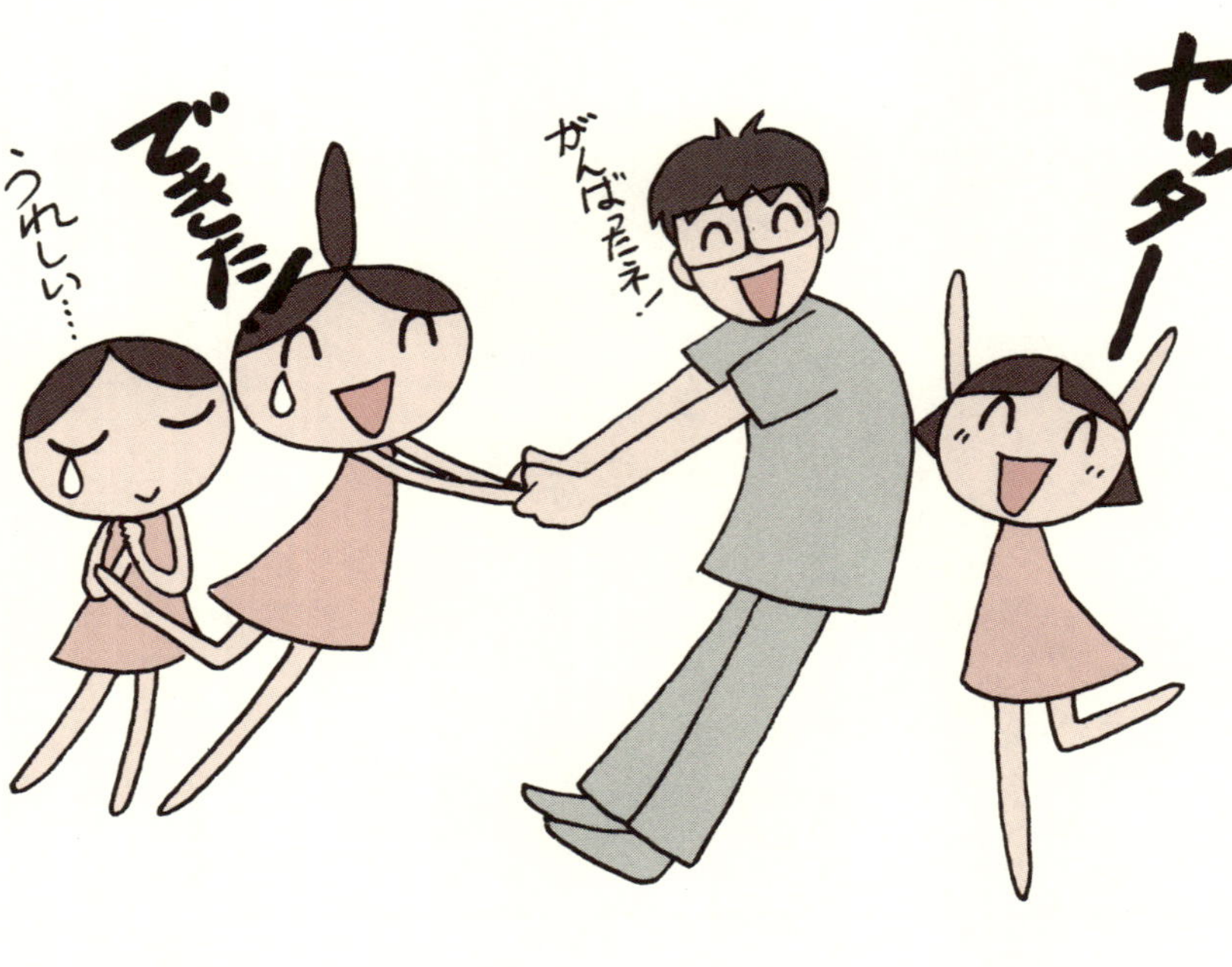

第4章

プロジェクトリーダーになって仕組みを作ろう

―患者担当制に取り組んでみる―

プロジェクトリーダーになったときに読んでみよう

A歯科医院の場合。歯科医院で担当制を導入するプロジェクトリーダーになったら…

A歯科医院は地域で愛されているとてもいい歯科医院です。

院長は、補綴（義歯）をいつも勉強されていて、患者さんから「先生、おしんこが食べられるようになったんヨ」と声をかけていただいています。

それでも、クラスプがかかった歯に歯周病が進行してしまうことがあります。「チームとして、本格的に口の中の健康を守っていきたいよネ」そんな話題が昼休みに出るようになりました。

今は、患者さんの担当を決めずに手の空いているDHが診るというシステムです。「このままじゃ、互いに何をしているか細かいところまでは統一させていないし、どの人がやっていることに効果が出ているのか。また、誰の考え方やテクニックがいいのかもわかりづらいネ。深く患者さんと接するためにも、院長に患者担当制をお願いしてみる?」という話が持ち上がりました。

ミーティング時に議題として提案すると、院長はいたく喜ばれ「それはいいネ、是非やってみよう」の一声で、このプロジェクトは立ち上がることになりました。

「土井さん〈中堅DH〉、あなたはいつも歯科衛生士会の勉強会に行っているみたいですから、どう、A歯科医院のためにひとふんばりしてくれる?」チーフからの言葉です。

「僕からも頼むよ」院長の後押しもあり、土井さんがこの患者担当制のプロジェクトリーダーとして担当することになりました。

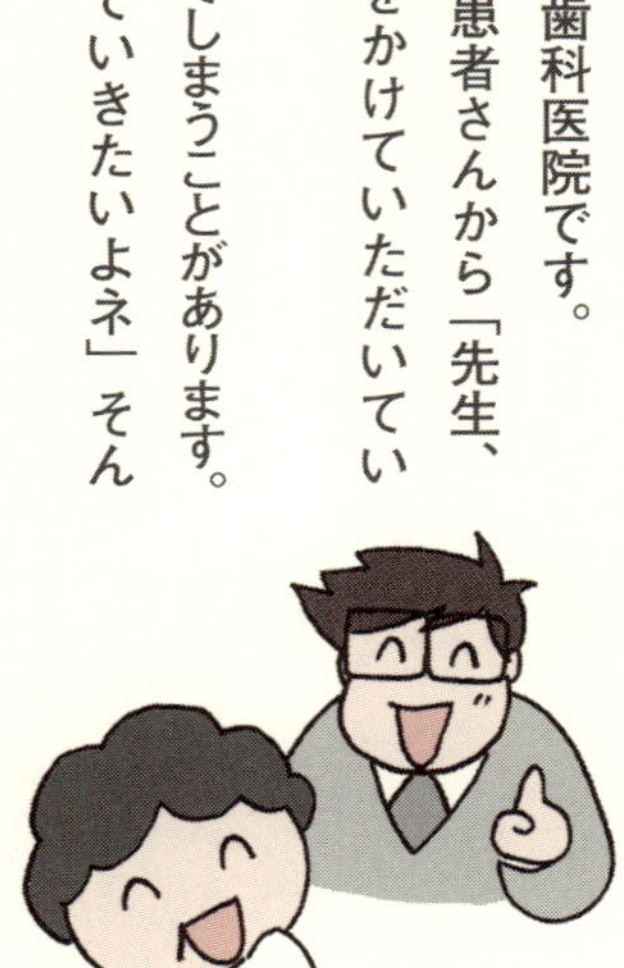

まず目的を明確にする

さぁ、プロジェクトリーダーとして患者担当制の導入に向けて、みんなでその体制を作り、準備を進めていきましょう。

普段からみんなが話していることをまとめてみると、患者担当制を導入する目的は、次のようにまとまってきました。

1 患者さんを深く理解する人

歯科での治療や予防は、一人で行うものではありません。

それぞれの専門性を生かし、協調しながらの作業です。

歯科医療は、歯科医院全体で取り組むものであり、どの職種も患者さんとかかわっているので、それぞれがプロとしての役割で患者さんとの関係を求められます。患者さんを具体的、精神的、社会的に理解し、継続したメインテナンスまでをもお付き合いし、患者さんと人生を共に歩む体制を作っていきましょう。

2 スタッフ相互の信頼関係を築こう

歯科医院での仕事は、分担作業です。

それぞれの職種に役割があり、総合力で歯科医院は患者さんを担当で診ています。その役割は視える状態にして、互いの職種や人間性を尊重できる体制を作っていきましょう。

3 プロ意識を育てよう

患者さんは、歯科医院全体ではなく、最終的には担当者を見ています。専門職は、いつでも患者さんの前では、プロとしての仕事が求められます。担当制にすると、患者さんからのご意見やクレームは、直接担当者への声であり、患者数、キャンセル数、一時間当たりの保険点数と、目に見える評価が現れてきます。

したがって、いつでもよりよい医療サービスを提供するためには、どうしたらよいかという、ほどよいプレッシャーがプロの意識を育てることができます。

目指すものは一致しました。

院長は笑みを浮かべて、スタッフの前でこのプロジェクトの開始を宣言しました。

「うちは地域の患者さんのために尽くしてきた。今まで以上に、最善の治療と予防から得られる健康と幸福を患者さんに提供し続けよう。そのために、患者さんの担当制を成功させよう。土井君、頼んだぞ」

とても決意の強い表明でした。

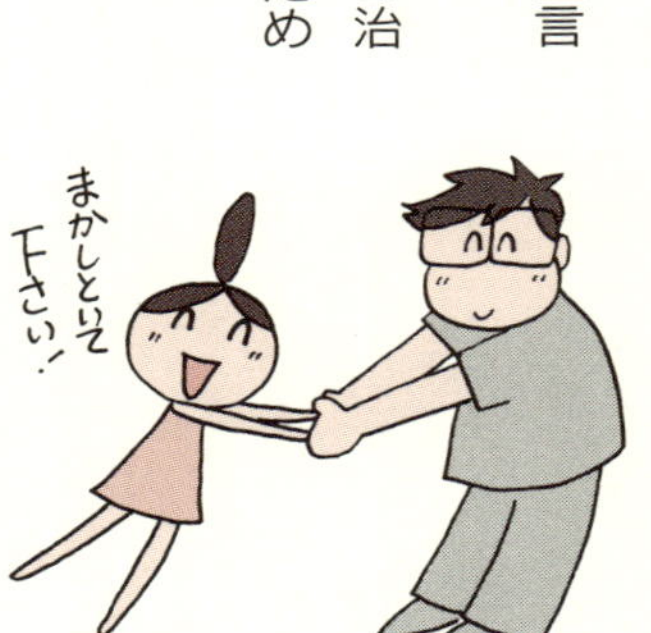

歯科として患者担当制導入までの作業

患者さんを担当制にすると言っても急にはできません。中途半端な導入によって、患者さんの信頼を失う場合もあります。全体像を意識して、少しずつ計画的に進めていきましょう。

ただし、この作業は一人ではできません。一つひとつの作業を積み上げていくために、それぞれのスタッフがどう動けばよいのかを話し合う必要があります。

しかし、何をすればいいのかわからないのが現状でしょう。

それを解決するための作業項目が**図14**です。

これらの内容は、ブレーン・ストーミングを行えば、それぞれのスタッフからすぐに出てくる意見です。

この内容に、歯科医院の独自性を加えながら、「よりよい歯科医療サービスを提供するためにはどうしたらよいのか」という気持ちを持ってチームで話し合えば、次にチャレンジすることが明確に見えてきます。

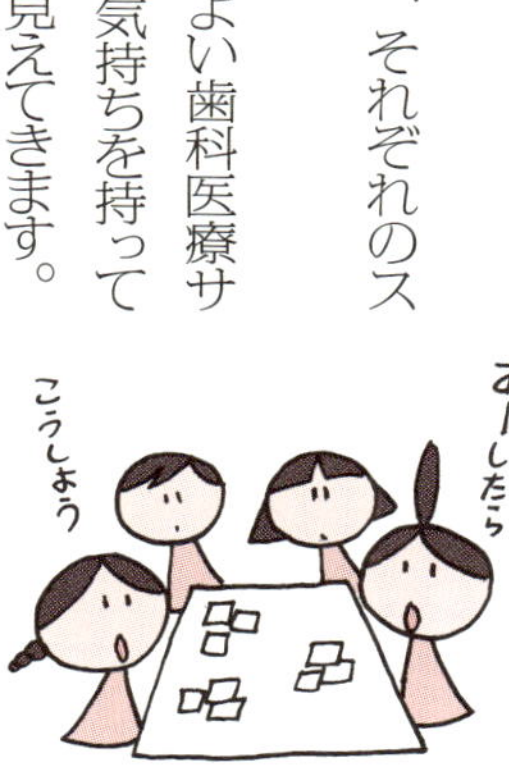

1 いつから行うのか

みんなの理念の確認をしてやっていくことが間違いなしとなればブレーン・ストーミング（『歯科医院の活性化』C問題編一一〇～一一三頁）を行って、現状では何がネックとなってできていないのかという現状把握を行います。

問題を抽出し、その問題をみんなの問題としてとらえ、目標を明確化します。そしてチーム一丸で取り組めるように目標を共有し、みんなで取り組めばいいのです。

図 14　歯周治療の担当制導入にあたって必要となるもの

（担当制の導入にあたっては、各自の仕事を明確化して、効率化を図っていくことが基本）

第 1 段階（情報の共有）
院長の理念
問題点の抽出
情報の共有
目標の設定
意識統一
現在やっていることのマニュアル化（尊重）
第 2 段階（準備）
院長の決断
開始時期の決定
権限と責任
DH の自覚
DH の治療の流れの確認
記入用紙の整備
第 3 段階（技術・知識）
DH の指導内容の統一　基本テキスト
プロービング知識・技術・時間
スケーリング知識・技術・時間
プラークスコア知識・技術・時間
レントゲン知識・技術・時間
機械的歯面清掃知識・技術・時間
口腔内写真知識・技術・時間
ルートプレーニング知識・技術・時間
保険点数の理解　流れと仕組み

第 4 段階（患者紹介）
院長の姿勢
患者システム説明
DH の紹介
DH の自己紹介
名札
名刺
待合室でのメンバー紹介
システムパンフレット
患者さんからみた担当者の明確化
予約簿の改正
患者数増加に伴う基本方針
第 5 段階（改善）
物品管理（スケーラー・砥石・研磨剤・フッ素等）
動線の確保と短縮
マニュアルの改正
音波歯ブラシの導入
スタッフ全員体制の確立
第 6 段階（分析）
担当者患者の分析（数・継続・キャンセル・点数等）
第 7 段階（リコール）
リコール方針説明（誰・いつ・どこで・どのように）
担当者のリコール予約
担当者へのリコールはがき
第 8 段階（継続）
継続したスタッフ研修
患者のモチベーションの維持・向上
歯科医院からの新たな発信
スタッフのキャリア発達
第 9 段階（独自性）
歯科医院の独自性

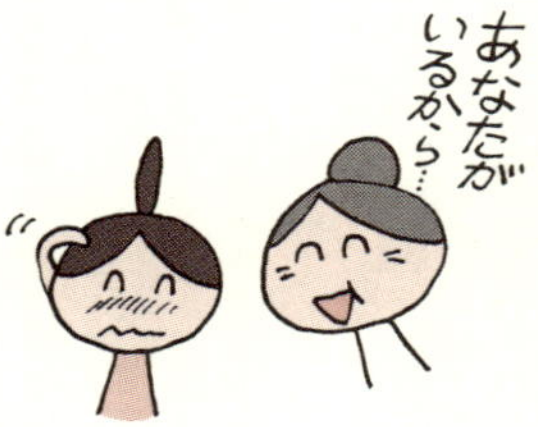

そこから始めることにしましょう。

2 誰が行うのか

プロジェクトリーダーは、人から言われて体制を整えるのではなく、自らの職域としての責任を負うことになります。一人ですべてをできるわけなどありえません。誰に何をお願いしなければならないのかがわかっていないと大変な苦労を背負うことになります。

わからないことは「わからないので教えてください」

協力してほしいときには「お願いしてもよろしいですか」と、個人レベルではなく、組織の会議にかけて進行させていきます。大丈夫です。目的が一致していれば、必ず事はスムーズに動きます。

3 何をするのか

これから行う作業の基本は理念にあり、その理念を心にとどめながらみなさんで行動できれば、患者担当制はチーム一丸で取り組むことができます。

変革のための資料はみなさんが作ったマニュアルにあります。

そのマニュアルを話し合いながら、繰り返し改善を進めることで、患者担当制はきれいに敷かれていくでしょう。しかし、全くやっていないことに対しては、「これでいいのだろうか」という不安がよぎります。

したがって**図14**に示す通り、導入にあたっては流れを視える化して九つの段階を乗り切りましょう。

・**第一段階は、情報の共有です。**

今まで、行ってきたシステム作りのときと同じで、院長の理念のもとに話し合う時間と場所を設定してください。

この度は「患者担当制を導入する」という目標があります。「それは歯科衛生士の問題でしょ」という言葉が出たら、「新人が育たないのは、新人の問題でしょ」という新人育成のときと同じです。スタッフ一丸で、歯科医院のシステムとして考えてみましょう。

・**第二段階は、準備です。**

本格的に動く前に、それぞれの意識を統一していきます。

いつからどのようにしたいのか。歯科衛生士にどの程度の権限委譲をしていくのか。そのために、それぞれのスタッフには混乱がないように、治療の流れや、どの段階でどのように指示やチェックを受けるのか、そのときの書類などを整えていきます。

・**第三段階は、知識・技術の習得です。**

この時期だけでなく、担当を任されている歯科衛生士はプロとしての研鑽を続けていくことが大切です。国家資格をとっただけでは、患者さんのお口を通しての健康維持向上を担うだけの実力はありません。いろいろと継続して勉強しないといけないことがあります。

院内研修を行うことができるのならば時間をとって勉強することも可能でしょうが、院外の研修を意識して受けることも考えなければなりません。また、専門誌を定期購入して、目を通しておくことも必要です。

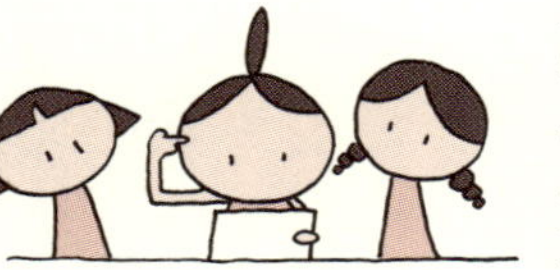

・**第四段階は、患者さんへの紹介です。**

まず、院長は患者さんに歯周治療システムを変えたことを説明する必要があります。

担当歯科衛生士も、最初から自己紹介ではなく、院長からの紹介が先にあったほうが患者さんは安心です。待合室にポスターの掲示をする、パンフレットを作ってすべてのスタッフ自身が説明できることなどについて考えていきます。

担当した患者さんからの「あなたに担当してほしい…」と言われる信頼関係の確立のために、担当者の名前がわからないのは致命的です。名札を付けているのか。時には名刺をお渡しすることもありえます。待合室にスタッフ紹介がしてあると、さらに安心です。近頃は、学会の認定をとった歯科衛生士の認定証が額に入れられて掲示してある所があるほどです。

受付も体制が変わります。

当然予約は、担当歯科衛生士名で入れることになりますので、受付での予約方法、予約簿の書式なども変わります。また、電話予約のときには、担当歯科衛生士の名前を聞く必要がありますので、名前で呼び合う関係が診療室の中でも確立されていることが望ましいです。

患者さんとの関係は深く深くなっていきます。

そうこうしているうちに、気付いてきたでしょう。

患者さんが増えてきたことに……。

口コミというものは、すごいのです。通院している患者さんがその歯科医院を何で知ったかという調査を大阪府歯科医師会が行っています（**図15**）。人からの紹介なのです。

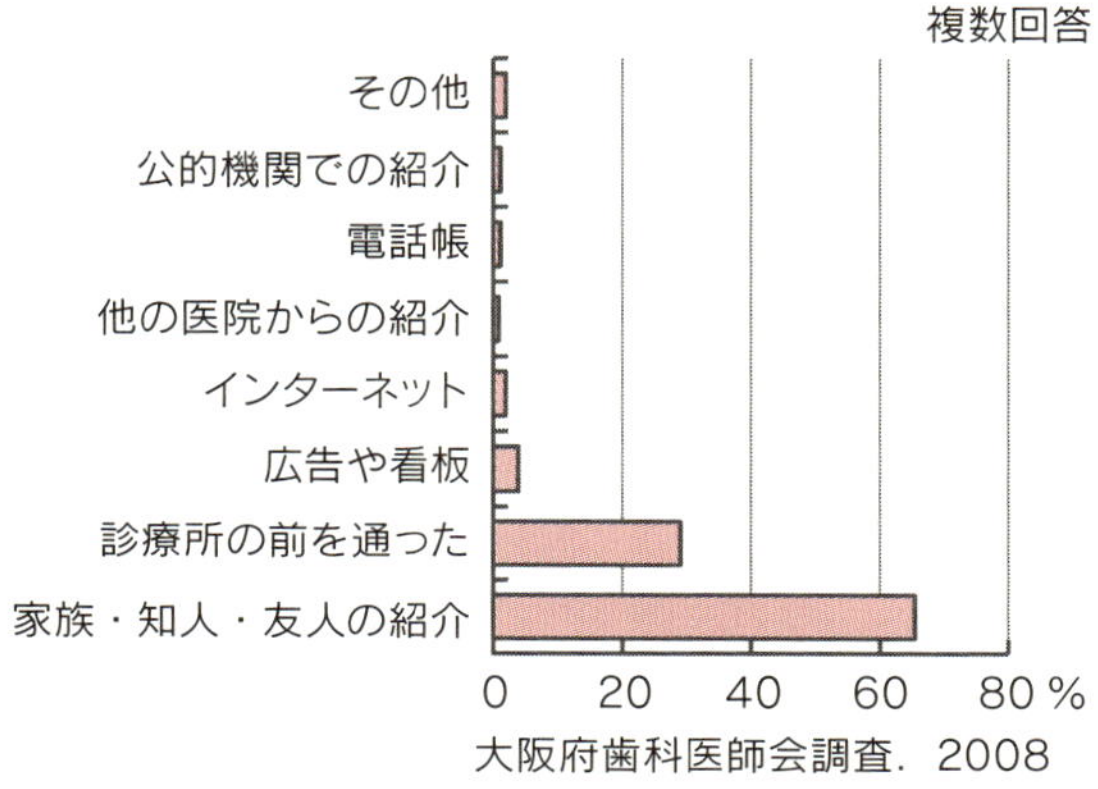

図15　通院患者の「歯科医院を知った理由」

医療機関は、院長の技術では判断されていません。歯科医院としての総合力なのです。確実な説明と顔の見える体制。

それが安心できる医療体制なのです。

・**第五段階は、改善です。**

患者さんが増えるとともに、物品や消毒が間に合わないなど、不足する状態に陥ります。したがって、必要なものは早期に揃えていく必要があります。

この物品の整理は、助手の方が中心となって行います。『5Sで仕事の視える化』の本を参考にされるとよいでしょう。

同じ診療時間の中で、効率よく動くためには、無駄な作業を省いていく必要があります。例えば置いてある場所を変える、消毒の方法を変える、片付けをパターン化する。

一人の患者さんの片付けを三十秒短くしただけで、一日三十人の患者さんを診ている歯科医院では余裕の十五分を作ることができます。「一つの動作を五秒短くする」という考えで、改善を繰り返すのです。ここは専門性がある訳ではありません。それぞれが考えると、診療室は一気に改善が進みます。

それに合わせて忘れてはならないのは、マニュアルの改正です。

変わって当然の体制を作っていきます。

患者さんへの負担も少なくする必要があるでしょう。すでに歯ブラシは「第三世代歯ブラシ」の時代です。手で磨いていた「第一世代」、電動歯ブラシの「第二世代」。時代は大きく変わっています。効率よくプラークコントロールしていただき、治療効果を上げていく「音波歯ブラシ」の導入は避けて通れません。現在では、パナソニックのポケットドルツが販売してすぐに百万本を売ったということで話題となり、二〇一〇年日本のヒット商品六位にランク入りしました。すでに、若い人達が普通に音波歯ブラシを使う社会現象となっています。しかし、本来音波歯ブラシは、普通の歯ブラシの百倍の価格です。在庫管理の問題、販売方法、指導など取り組むべき課題はあります。

「あの歯科衛生士さんに音波歯ブラシ勧められたけどどうなの?」

と、受付で聞かれても、

「私は使ったことないんですよ」では、歯科医院としての信頼を失います。

全員が音波歯ブラシを体験しておくべきでしょうし、指導方法を見ておく必要があるでしょう。絵を描くことが上手なスタッフがいればパンフレットやポスターを作ってもらうことも必要です。

患者さんは、価値のあるものに、価

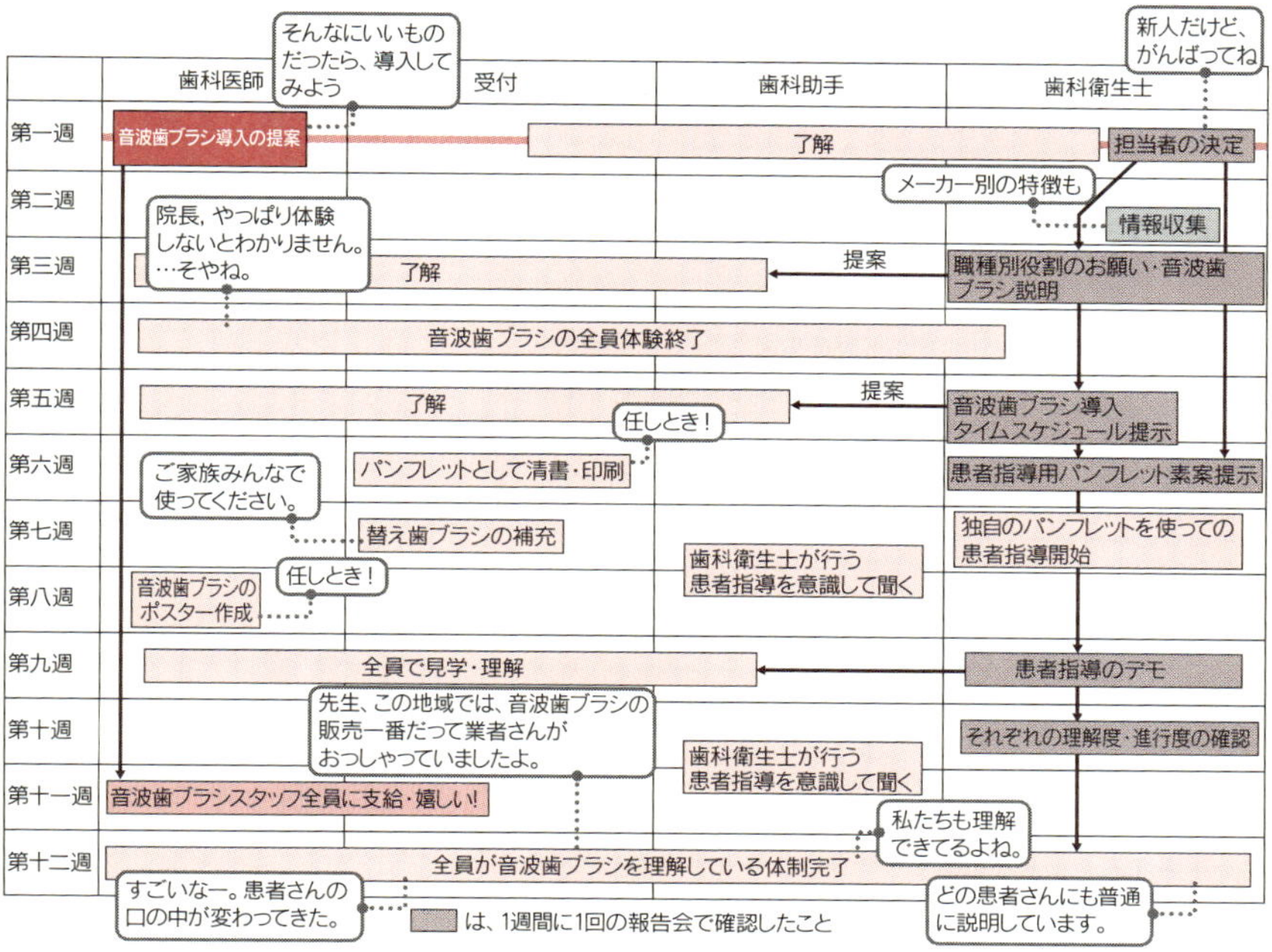

図16　スタッフ一丸・みんなで音波歯ブラシを理解して、患者さんに対応しようプラン

値のある価格であるかを判断されるのです。

いいものを紹介するという姿勢は、決して間違ってはいません。

歯周治療の担当制は、決して歯科衛生士だけでは解決できません。

・第六段階は、分析です。

患者担当制にすることで患者さんが増えたという話を聞きます。しかし、どのように増えたのか、またどのように変化しているのかを確認することが必要です。

言うなれば、数字は今までみなさんが全員体制で努力してきたことの結果です。

患者数、キャンセル数（率）、保険点数、時間単価など、専門家と相談して、ピックアップしておくことが大切です。

数字は、オープンにして、患者さんからの評価を真摯に受け取り、対応を考えていきます。

・第七段階は、リコールです。

患者さんへの治療が終わって落ち着いたら、リコールへ移行します。

リコールがなぜ必要かを患者さんに説明しなければ、ご縁はそこで切れてしまいます。

まずは、その説明をどのようにすべきかを話し合います。全員が同じ体制で臨まなければなりません。説明用の資料や、リコールのシステム。場合によっては定期検診のお知らせ用のはがきを用意しなければなりません。また、予約は担当歯科衛生士の名指しで入ってくるので、時間が空いても患者さんが担当者の名前を忘れないように、診察券などに担当者名を入れるなどして工夫することが必要となります。

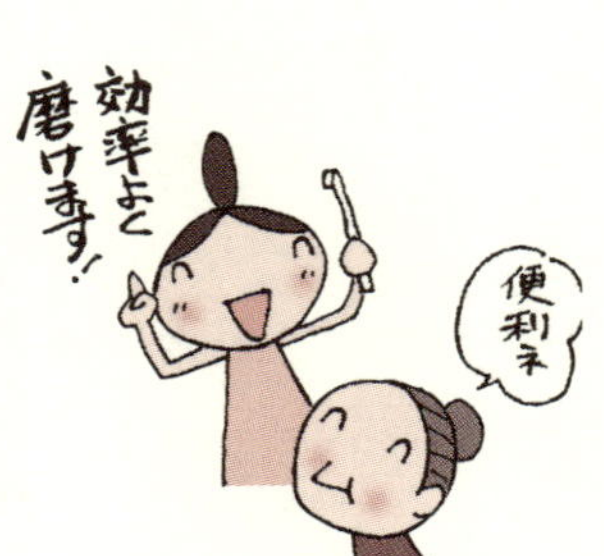

・**第八段階は、継続です。**

継続することが何よりも難しい。

患者さんのモチベーションを維持することは無論、スタッフの意識を上げておくことも大切なことです。

改善を繰り返して当然のことと思える体制を作ることが、歯科医院にとっての変革です。

さらに、歯科医院としての社会的役割が上がってくると、人生をかけて歯科医療に取り組むという姿勢…自らのキャリアをいかに上げていくかという目標があがってくるはずです。

・**第九段階は、独自性の開発です。**

どれだけ、口腔外科、矯正、インプラント、審美歯科、歯周外科に長けた院長であろうとも、歯周病の予防や管理ができていない環境では、その強みを患者さんに提供することなどできません。

スタッフの専門性を生かして、患者さんの口腔環境を整え維持できているからこそ、歯科医院としての明確な歯科医療サービスの提供ができるのです。

プロジェクトリーダーは、大きな変革を行っているときには、あまり小さなことにこだわらずにどんどん進めていくことです。

患者担当制が軌道に乗ってはじめて次の大きな課題に取り組むことができます。このようなプロジェクトが繰り返される中で、スタッフ一人ひとりが大切な「人財」になっているはずです。

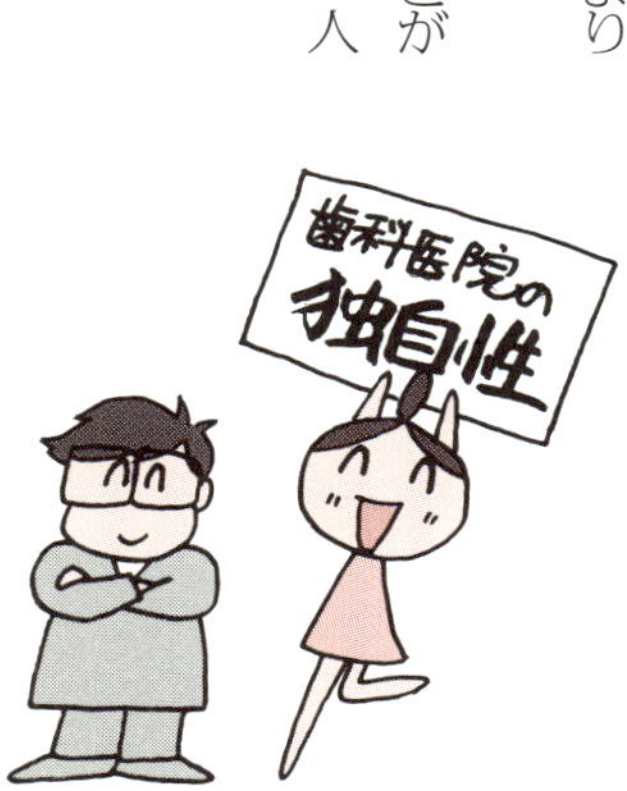

Human Resources

view

何から始めればよいのか

1 中期計画を立てる

担当制導入にあたって、やるべきことを九段階まであげてきました。全体像がつかめてきましたか。

一度にすべてはできません。

一年かけてじっくりと体制を整えればよいのです。しかし、その進歩は確実でなければなりません。そのため、中期計画を立てておきます。

新人育成のときに使った重要度と簡易度の重み付けをした表を作ることによって、実際の実施時期を明確にすることができます（**図17**）。

2 短期計画を立てる

いつまでに、誰が、何を、どのように行うかはミーティングで固めていきます。一カ月後の目標を明確にして、それぞれが一週間単位で行うことがわかっていればいいでしょう。どのようなスタッフであろうとも、現状での問題を残し不満が蔓延している状況では、次のステップに上がることはできません。ブレーンストーミングを行うなどして話し合いながら進めましょう。

項目	重要	簡易	点	2	3	4	5	6	7	8	9	10	11	12	(月)
院長の理念	5	4	20												
現在やっていることのマニュアル化（尊重）	4	4	16		受付A・DHA		田中…重宗…マニュアルは新人に継続して改正をバトンタッチ								
問題点の抽出	5	3	15		DHA・チーフ										
情報の共有	5	3	15												
目標の設定	5	3	15												
意識統一	5	3	15												
院長の決断	4	3	12												
DHの指導内容の統一　基本テキスト	4	3	12			チーフ…新人にもテキストをそろえてください。									
プロービング知識・技術・時間	4	3	12												
プラークスコア知識・技術・時間	4	3	12												
機械的歯面清掃知識・技術・時間	4	3	12												
名札	3	4	12	受付B…職種を入れてください。							新体制で軌道に乗せる				
待合室でのメンバー紹介	3	4	12	第一段 済み				第一段 検討							
マニュアルの改正	4	3	12												
スタッフ全員体制の確立	4	3	12					新人がそろった段階で、役割分担のさらに明確化							
継続したスタッフ研修	4	3	12												
口腔内写真知識・技術・時間	3	3	9												
開始時期の決定	4	2	8												
権限と責任	4	2	8												
DHの自覚	4	2	8						強化期間						
DHの治療の流れの確認	4	2	8												
記入用紙の整備	4	2	8					6	担当者を明確化して、最終調整						
スケーリング知識・技術・時間	4	2	8					集中研修							
レントゲン知識・技術・時間	4	2	8					院長直接の指導・小原研修でDH業務補修							
ルートプレーニング知識・技術・時間	4	2	8												
院長の姿勢	4	2	8	プリンター・主語											
患者システム説明	4	2	8												
診察券								受付A・受付B…案を出して院長決済							
予約簿の改正	4	2	8					受付チームで作成							
患者数増加に伴う基本方針	4	2	8												
物品管理（スケーラー・砥石・研磨剤・フッ素等）	4	2	8						新人がいることに合わせて、受付A担当						
動線の確保と短縮	4	2	8												
音波歯ブラシの導入	4	2	8								小原よりレクチャー・プリニア導入				
担当者患者の分析（数・継続・キャンセル・点数等）	4	2	8									新しい体制に合わせて準備			
リコール方針説明（誰・いつ・どこで・どのように）	4	2	8									新しい体制に合わせて準備			
リコール予約	4	2	8									新しい体制に合わせて準備			
患者のモチベーションの維持・向上	4	2	8												
スタッフのモチベーションの維持・向上	4	2	8												
歯科医院の独自性	4	2	8												
保険点数の理解　流れと仕組み	3	2	6				院長指導・勉強会								
DHの紹介	3	2	6						院長主導でお願いします。						
名刺	3	2	6						名刺は、受付B発注でお願いします。						
歯科医院からの新たな発信	4	1	4												
スタッフのキャリア発達	4	1	4												
DHの自己紹介	3	1	3						担当制に伴う戦略・練習・覚悟						
患者さんからみた担当者の明確化	3	1	3						新体制に合わせた準備・P担当・C担当と分離させるか？						
リコールはがき	3	1	3									新しい歯科医院に合わせて準備			
システムパンフレット	2	1	2									新しい歯科医院に合わせて準備			

図 17　患者担当制導入時期とその担当

（図 14 で示した“担当制導入にあたって必要なもの”に重み付けをして、いつやるかの情報共有をしていく）

3 報告、連絡、相談をする

任された仕事ではありますが、情報はいつでも共有することが大切です。現状での報告、伝えるべき連絡、困ったときにプロジェクトリーダーは意識してチーフや院長に報告していきます。それだからこそ、問題が起きたときの的確なアドバイスを得ることができるのです。

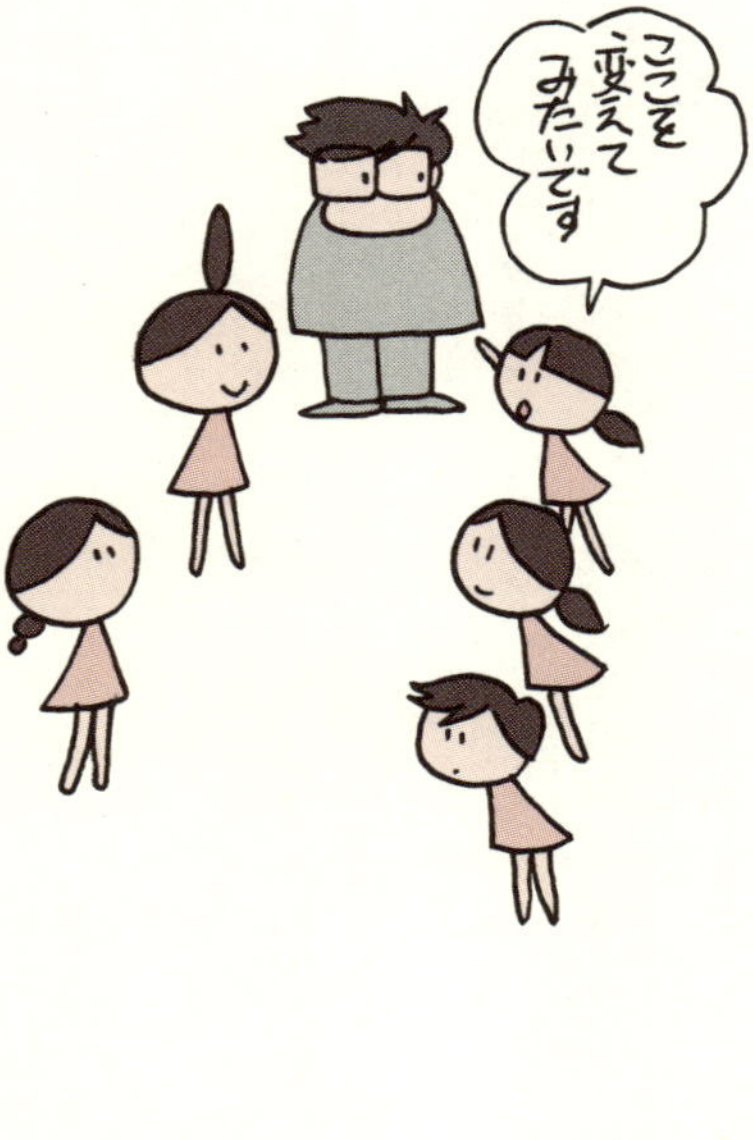

「1年計画で、患者担当制を導入する」でいい

歯科医院に患者担当制を導入することは、大変な作業です。

あせることはありません。確実に進行していくことに価値があります。無理することもありません。計画通りに行かなければ、どうしてできないのかを話し合い、協力体制を敷けばいいのです。

また、時期をずらすこともありえます。

急いで行い、混乱し、患者さんに迷惑をかけることが一番まずいことになります。

プロジェクトリーダーとしてのあなたの努力は、かならず誰かが見てくれています。ファイトです。

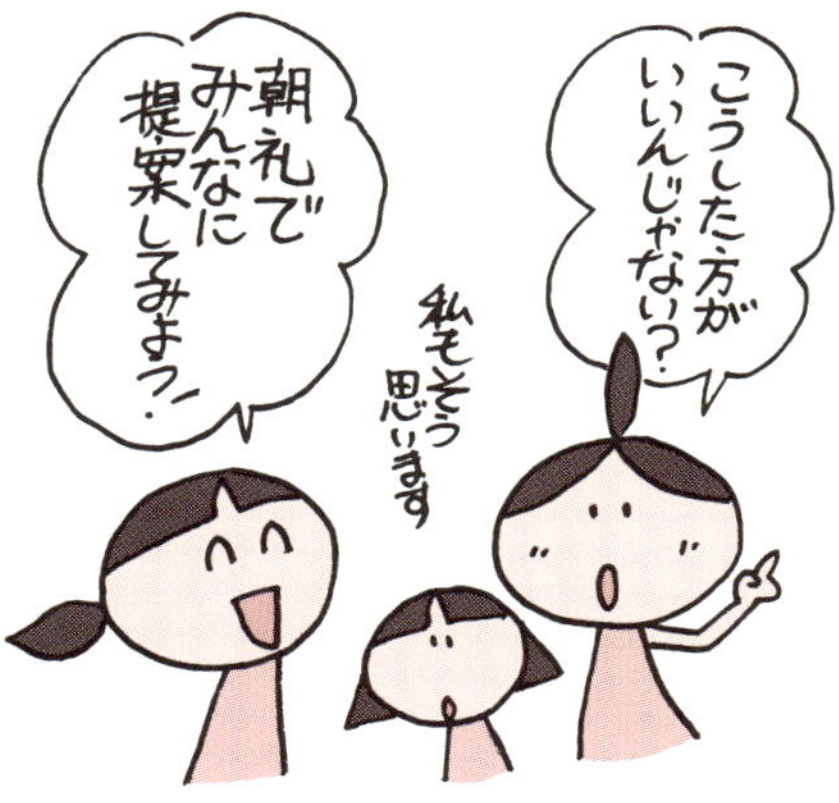
こうした方がいいんじゃない？
朝礼でみんなに提案してみよう！
私もそう思います

患者担当制が敷かれたら

仕事は、いつの間にかできたということはありません。

いつでも真剣に取り組むことです。

しかし、歯科医療はチームワーク医療と言われているように、決して一人ではできません。

すべての評価は、今来ていただいている患者さんが継続して来てくださることで評価されています。毎日を大切にして、行動してください。

プロジェクトリーダーがすべてのスタッフを認め、感謝し、尊重する。その気持ちさえあれば、歯科医院はチームで動くことができるのです。

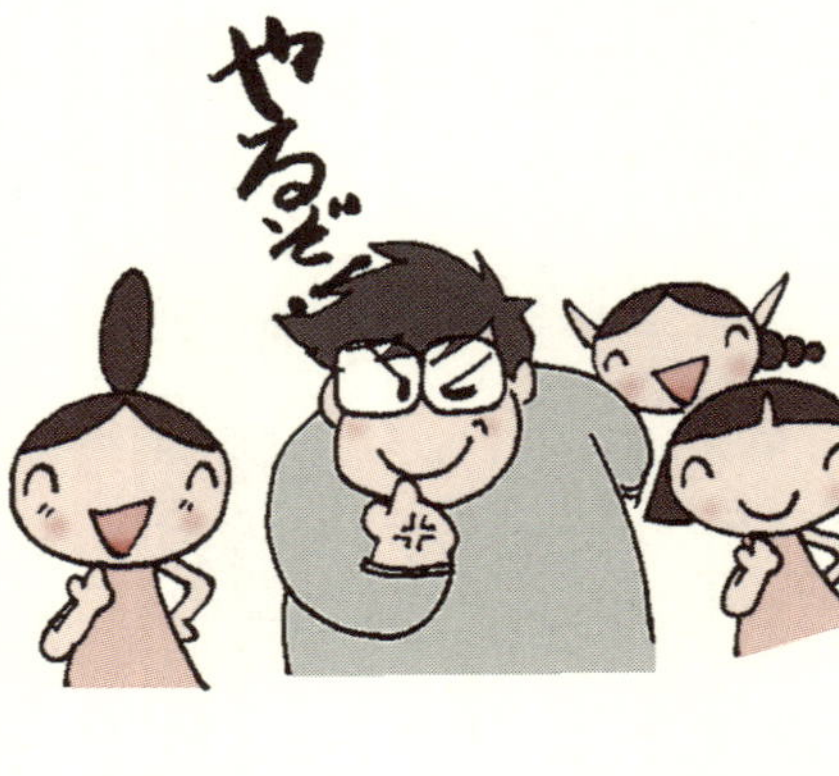

「お疲れ様でした。よくやった!!」

情報は、社会にあふれています。

歯科医院から発信する情報などが価値があるのかと不安になるかもしれませんが、歯科医院からの情報は、個人情報であり、これこそに価値があるのです。

例えば日によって違いますが、歯周病をYahoo!で検索すると二七五万件がヒットします。これだけあれば、歯周病はみんなが知っているものと思いがちですが、患者さんは以外と理解していません。

したがって、歯科医院では一般に流通している情報以外の何が示せるかに価値があります。松村劭さん[※1]は戦略を策定するときの「情報収集の現実」について**図18**のように示しています。

情報にはドライなものとウェットなものがあり、

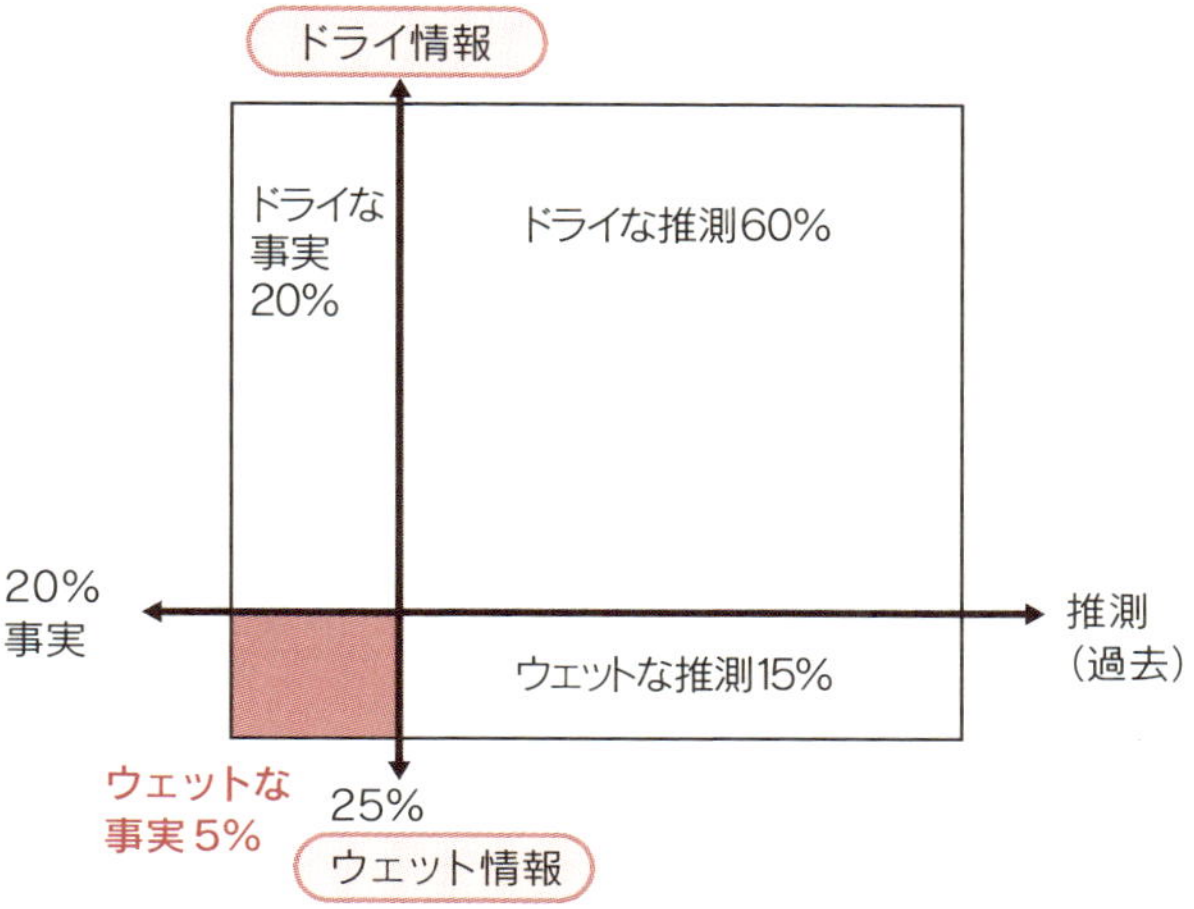

図18　情報収集の現実――なぜ歯科医院での指導に価値があるのか
松村　劭：意思決定のための作戦情報理論。日本経済新聞社、2006をもとに小原作成（2010）

※1　松村劭さん　過去において、陸上自衛隊で情報幕僚として活躍。米国デュピュイ戦略研究所東アジア代表を務めた。

ドライとは一般に広く公開されている情報(八〇パーセント)、ウェットとはそうでない情報(二〇パーセント)となります。事実は、時間とともに古くなり価値がなくなるので、事実とされる最新情報は全体の二五パーセント、価値ある「ウェットな事実」は五パーセントにしかすぎません。初診時に当然病気そのものの説明は必要ですが、自分はどうして歯周病になったのか。現在、どのような状況なのか、どれぐらいの期間と治療費がかかって、どの程度まで回復する可能性があるのか、これらが「ウェットな事実」です。患者の個人情報としての口腔内データを持ち、治療を進め、改善していく過程を情報として提供し続けられる歯科医院は、患者さんの求める「かかりつけ歯科医院」として貢献できるでしょう。

《それぞれがプロになる》

診療所での時間は、とても清々しい。

私は今日も昼からの参加であるが、スタッフのみなさんは、すでに診療室でカルテに目を通しているところだ。

その中の一人が声をかけてくる。

「今日のこの患者さんは、歯肉の炎症がどうしてもとれません。指導方法を変えたほうがいいですよね」

「全身疾患をもう一度確認してみましょうか」

「そうですね。その関係もあるかもしれませんね」

「この患者さんは、歯周病の進行が早いんです。三年前だったら、このレントゲン写真のように…」

次々と質問してくる内容は、かなり患者さんの状態を把握していないと難しい。

一人の患者さんにほんの数十秒かもしれない。そんな短時間で確認を終え、午後からの診療時間となる。

「小原さん、この患者さんのとき、一緒に診てもらえますか」

「了解です」

患者さんの前で私自身も自己紹介をする。

「私、歯科衛生士の小原です。本日は、歯周病の治療ということで、二人の歯科衛生士で担当させていただきますので、よろしくお願いいたします」

私の言葉に、患者さんは驚く感じがない。

「よろしくお願いします」

チョット、恥ずかしそうに、時には嬉しそうに微笑みを返してくださる。

歯科衛生士の歯周検査の事前説明は、簡単に行われる。

「これから歯周検査を行います。歯茎を触って数字を言っていきますが、三・五ミリメートル以上の数字を申し上げましたら、本格的な治療が必要なところだと思われてください」

患者さんは、目をつぶって聞いている。

時には、私が検査を行うこともある。その場合には、ポジションや手首の角度をみておくようにあらかじめ歯科衛生士に指示をしておく。

結果については、口腔内の状態とレントゲン写真、検査結果を併せて確認し、歯科医師への報告。すぐに模型を使っての説明に入る。

彼女らの手際のいいこと……。

また、発言に力が、目に自信がみなぎり、患者さんとの会話の中で笑いが起きる。

患者さんを帰したあとに、

「小原さん、よかったですか?」と聞いてくる。

「よかったよ。患者さんが安心して帰られた。あれでいい。今度は、私だけでなく、歯科衛生士の○○です、と付け加えて、受付で○○さんが担当してくれていると言ってもらえるようにしようよ」と話す。

「先日ね。私の名前を言って予約された患者さんがいたんです」

と嬉しそうな顔をする。

受付から、患者さんのアポイントについて質問が出る。

「いつ、来てもらったらいいですか」

先生と確認。「十日後にお願いします」

「この度、処置後にＨｙｓが出るかもしれないと説明していますから、次回受付段階で、その確認をお願いします。そのときに○○さん、前回の処置で歯がしみることがあると説明していましたが、いかがでしたかと質問してください」

「わかりました。治療予定表に書き込んでおきましょう」

そう、患者さんは、名前を覚えてもらっているという安心感。前回、診療室の中で説明したことが、受付まで情報の共有が行われているということで信頼感が生まれる。

……そして、診療時間は終了となった。

このあとに、ミーティング。

受付と診療室の中では、必ず同じスタンスであることが必要である。また、歯科衛生士と歯科助手にいたっても、その専門性は必ずある。ここでは、すべての人が情報の共有をしておかなければならない。

「この患者さんの担当は?」

「はい、私です。この度の説明に対して…」

スタッフの一人ずつが行ったこと、説明したこと。患者さんの反応、行ったことを報告し合う。

「今回行ったことは今までの方法と少し違いますが、どのように説明したら不安がないでしょうか」

「歯周病の治療や管理システムを整えている段階で、今までとは少し違うが、説明しながら進めていきたいというのはどうだろうか」

「わかりました。それなら大丈夫です」

このようなちょっとした会話は、私からも院長に報告する。何が課題としてあがり、問題として出ていたのか。注意したこと。宿題で出したこと。みんなが不安に思っていること。そして、できていたらほめてあげてほしいこと。少しずつ変わっていく歯科医院。昼休みは昼寝の時間だった彼女らは、確実にプロに変わりつつある。それを感じとれることが嬉しい。

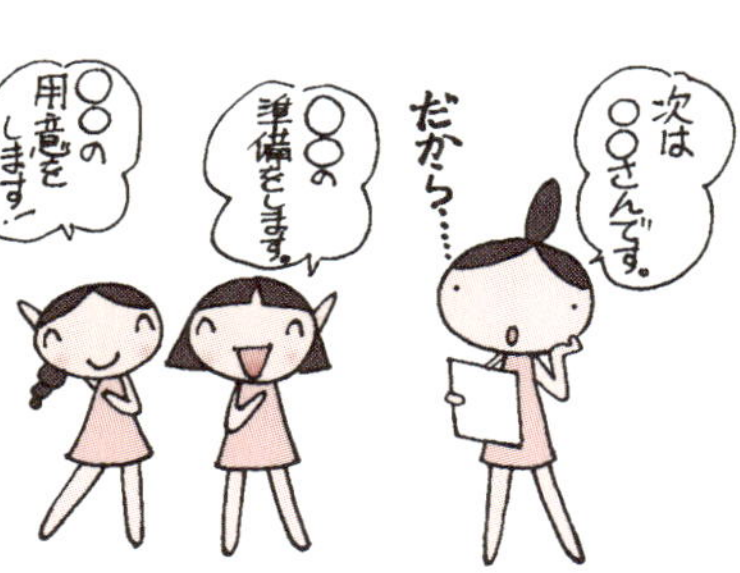
次は○○さんです。
だから……
○○の準備をします。
○○の用意をします!

ベテランのスタッフのみなさん。新人を大切に育ててください。確実な成長をほめ続けてあげましょう。そのためのベテランであり、あなた自身の新しい役割であるはず。育成するという新しい仕事があなたをグーンと成長させる。

歯科医院の理念を確固たる信念を持って言い続けてください、院長。責任と権限を各自に与えて、見守ってあげてください。人材育成担当者やプロジェクトリーダーに期待していると言ってあげてください。彼女達は、必ず歯科医院のプロの集団に生まれ変わります。

第5章

チーフでも新人のときがある

view
Human Resources

新人は新人スタッフだけではない

1 まず起きるチーフのトランジション

新しい役職につくときに、人は悩みを持つことになります。今まで自分ができていればよいと考えていたものが、自分が指導している若いスタッフ達の動き一つによって、自分自身の評価が決まってしまう。何とも言えない納得いかない状態です。これがチーフのストレスです。

人は求められるものが変わったときに、大きなストレスを生じ悩みます。これをトランジションと言います。トランジションとは、乗り越えなければならない人生の節目です。何かを始めようとするときには、自分や周りの人達が期待する姿にはすぐには変われません。必ず混乱や苦悩の時期となる「中立圏」が存在します。役割が大きく変われば変わるほど、この時期はさらりとは移れないのです（図19）。

しかし、中立圏は決して消極的な状態ではなく、慣れ親しんだことを心の中で整理し、新しいことにチャレンジする気持ちを整えるための積極的な段階なのです。安易に回答を見つけようとしないで、じっくり取り組んでみてください。

厳しいですが、この時期は悩みに悩んだほうがいい。そうすることで、自分が変わるターニングポイントをはっきりと自分で自覚することができます。それからの考え方や行動は、次のステップでの人生を大きく飛躍させることができるでしょう。

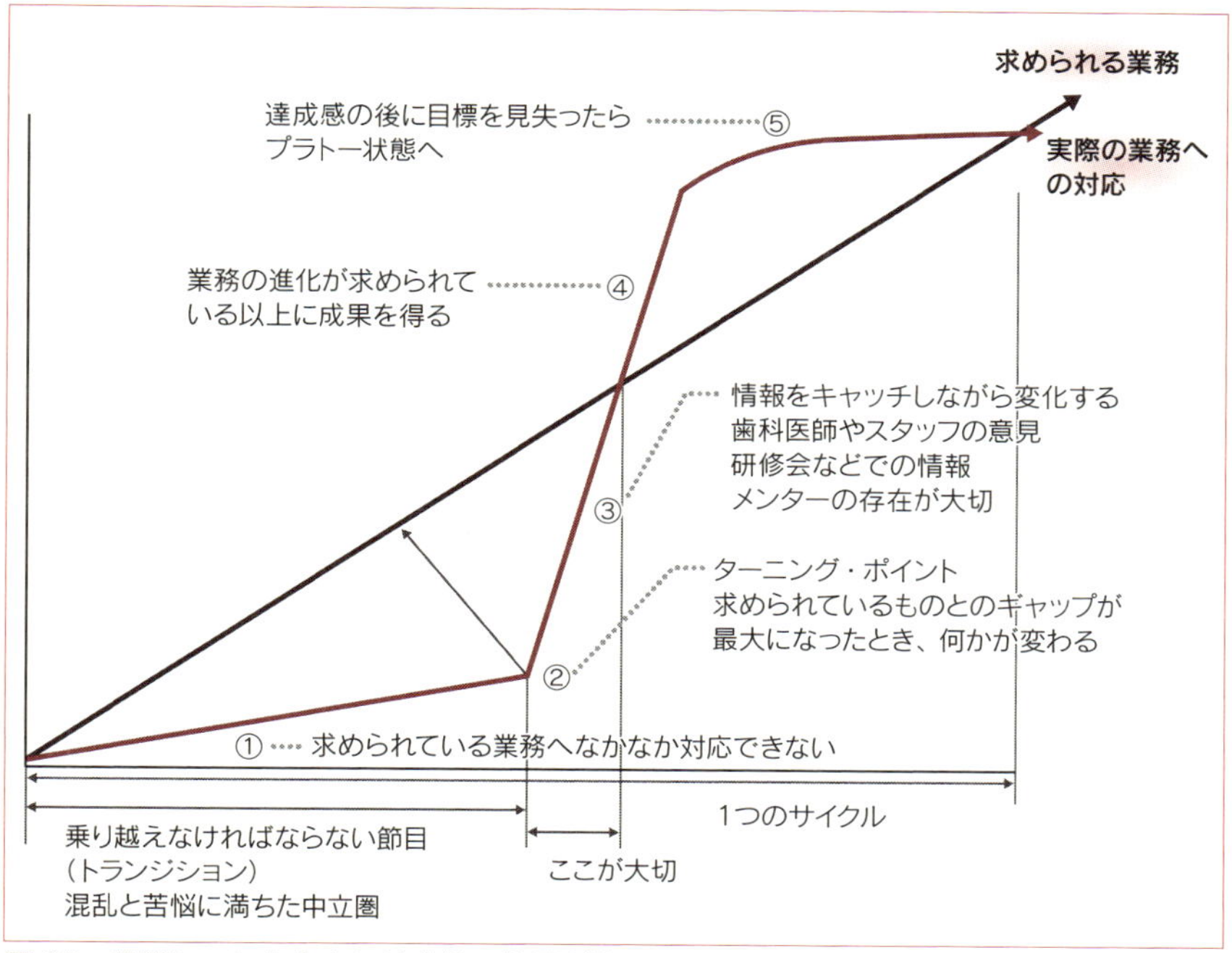
求められる業務
達成感の後に目標を見失ったら
プラトー状態へ
⑤
実際の業務への対応
業務の進化が求められて
いる以上に成果を得る
④
情報をキャッチしながら変化する
歯科医師やスタッフの意見
研修会などでの情報
メンターの存在が大切
③
ターニング・ポイント
求められているものとのギャップが
最大になったとき、何かが変わる
②
①　求められている業務へなかなか対応できない
1つのサイクル
乗り越えなければならない節目
（トランジション）
混乱と苦悩に満ちた中立圏
ここが大切

図19　役職についたときには人生の節目がある

小原作成（2006）

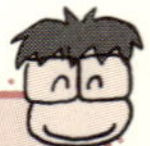

ある歯科医院で起こったドラマ

新人を育てるには余裕がいる

この歯科医院のチーフは優秀です。

一人でコツコツと努力して動きます。

しかし、チーフとなってからは、イライラしているのがわかります。

院長に次のように言われたからです。

「チーフになったんだから、自分がすべてやってしまっては新人は育たない。しっかり下の者を動かせ」

今まで一番多くの患者さんにテキパキと対応していた彼女でしたから、わかっていても心の中ではモヤモヤとしています。

彼女のグチを聞きました。

「そうだネ。あなたのほうができるし、仕事もきれいだものネ」

「そうですヨネ」

「あなたは歯科衛生士になって何年？」

「八年です」

「ホ～、八年もがんばってきたんだヨネ」

「ハイ」

「あなたは、新人を見てがっかりしてるのよネ。どうしてで

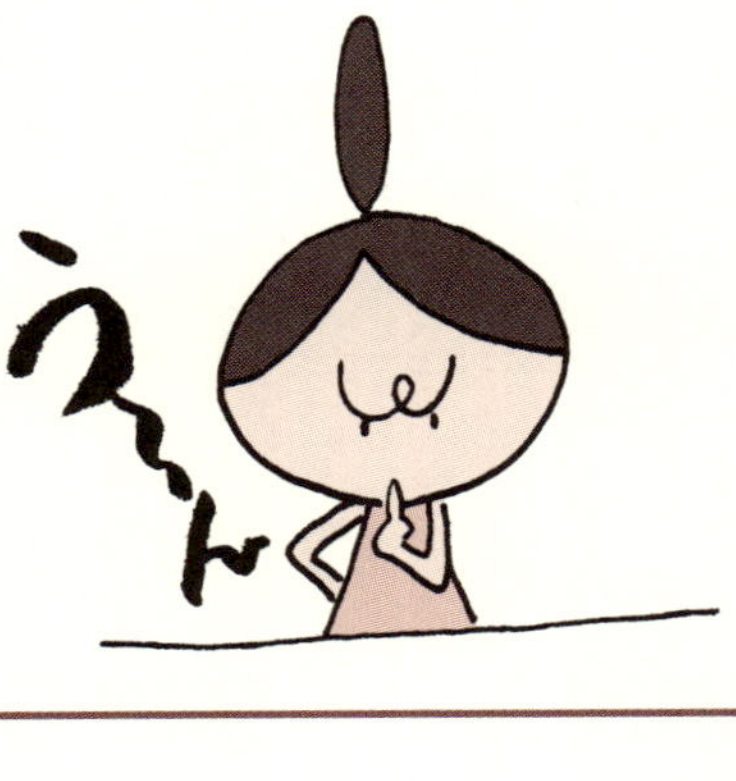

きないのかって。でもネ、今のあなたは八年かかって今のあなたになっているんだヨ」

「…」

「あなたに求められていることは何かな」

「新人の育成です」

「そうだね。でも、自分が、第一線でバリバリ患者さんを診ていたら、新人の動きは視えないだろうネ」

「そうかもしれない」

「自分がやってきたことを少し減らして、歯科医院全体がきれいに動けているかが視えないと新人は育てられないヨ」

「ウ〜ン」

「ちょっとずつでもできることを認めて伸ばしてあげないとネ」

「そういえば、よくやってるってほめてあげてもないです」

「そうか」

「…」

「一生懸命仕事するのが、チーフの役割じゃないもの。よく看護師さん達のドラマで、師長はドシっとかまえて動かないじゃない。だから発言したときにみんながじっと話を聞く」

「そうですネ」

「あれよ、あれ」

彼女は担当する患者さんの数を少し減らして新人育成にとりかかりました。

それから一年…。

今では、新人が入ってくると自分が育てたスタッフにその育成担当を任せています。

「新人の育成は、私より彼女のほうが向いています。まず教えることが好きですし、基本的に優しいですから。私は、その相談を受ける立場です」

すごいですネ。

すっかりチーフの顔をしています。

ますます歯科医院の司令塔としての役割を全うしているようです。


新人であるあなたも、歯科医院に慣れるまでには時間がかかり、気疲れもするでしょう。

しかし、ベテランの育成する側にも負担がかかることを知っておいてください。

2 組織全体に関心を持つ

人は一生懸命生きています。

決して自分だけは人より楽をして、手を抜いて生きたいなどとは思いません。

その人の力が出せないのには、環境が大きく影響している可能性もあります。

キャリア発達の段階区分に関する研究は多く存在していますが、診療室の中で起きる悩みやトラブルをスーパーの考えを応用して考えてみましょう（**図20**）。

それぞれの人達もまた、何度もトランジションを体験しながら生活しています。

新人のときに、社会に出て初めて体験するリアリティショック。慣れてくると感じる業務内容の変化。

また、チーフやプロジェクトリーダーなどの仕事を任されたときに生じる、役割に対する不安。長く勤められるために整えたい、常勤の環境や条件などの整備。また、一生の間勤めるとも限りませんので、人生における仕事の確立などの悩みがあります。

それぞれのスタッフの状況においても、何のトラブルもないということはありません。チーフは組織全体のバランスを見ながら、個人への関心を持ち、スタッフ一人ひとりが充実した生活が送れるように見守る姿勢が求められます。

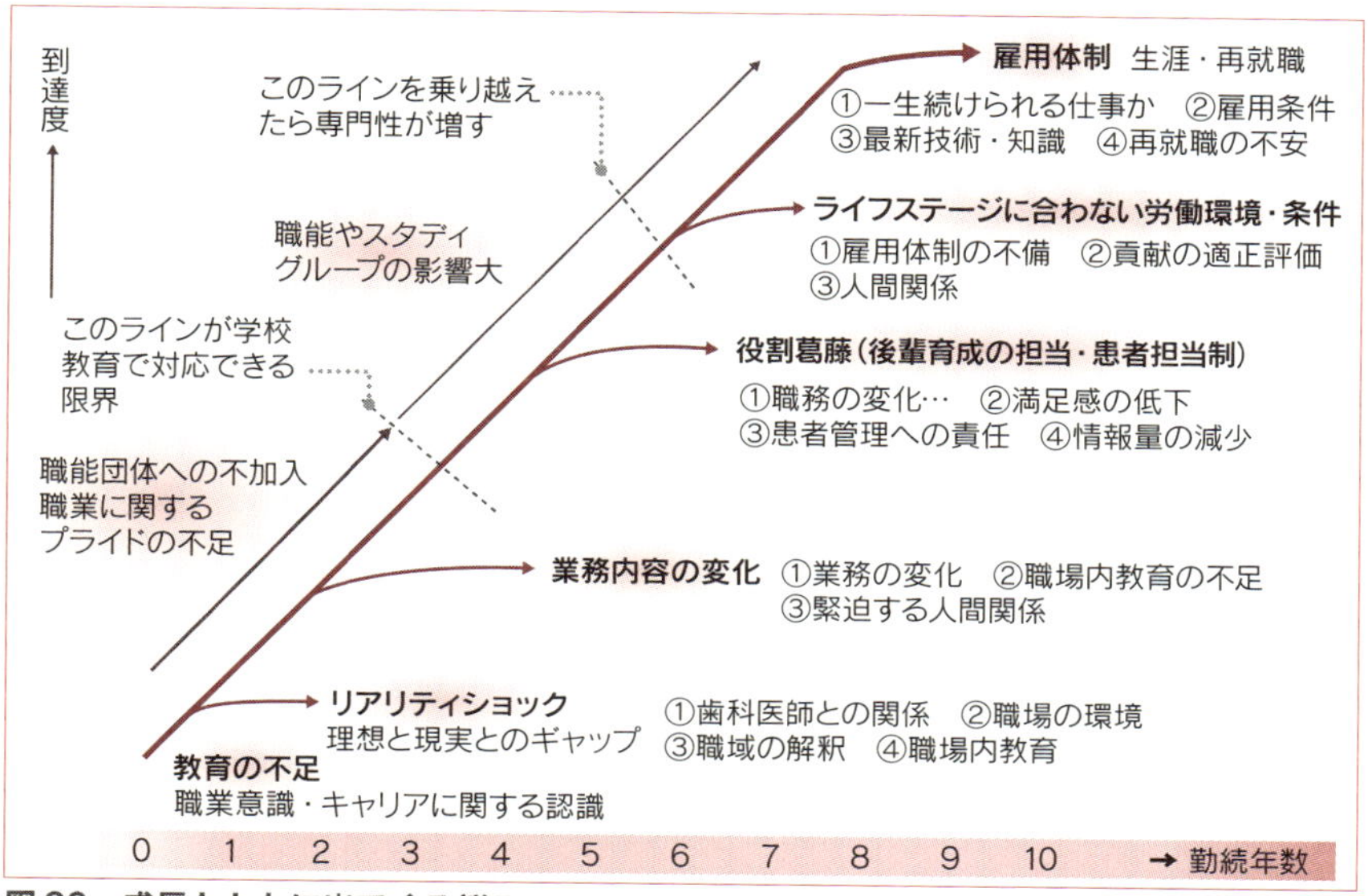

図20　成長とともに出てくる悩み　小原作成（2006）

3 事例からチーフとしての役割を考える

チーフには、チーフならではの悩みがあります。チーフになったあなた。事例に登場するチーフがなぜそうなったのか一緒に考えてみましょう。

事例1 鈴木チーフの場合 「一生懸命働いているのに残念な結果」

・変革の始まり

A歯科医院でチーフを務める鈴木さんは、このところ、仕事上のストレスを感じることが多かった。特にこの春から、歯科医院の変革を始め、理念が完成してからは、これまでになかった院長と個々のプロジェクトリーダーの間で起こる小さな問題にたびたび遭遇し、その解決に頭を抱える日々が続いた。

なかでも、個々の仕事のやり方やとらえ方に対してのあつれきの問題が多い。それらはたいてい、院長の「コレこうできる?」といった日々の積み重なる唐突な発言から始まった。

・変革のあつれき

院長からの指示には、時間を費やし、チーム一丸となって取り組まなければ進まない、労力を使う仕事が多かった。鈴木チーフはチームメンバーのつのる不満に対処し、モチベーションを維持してもらうために費やすコミュニケーションの時間や、個々のスタッフに対する配慮も大変だった。しかし、院長は変革に対する強い思いで、それらのことは見えかねているように思えた。

・チーフとしての動き

鈴木チーフは、診療がうまく運ぶようにしっかりと手はずを整え、他のスタッフに的確に流れと業務分担を説明し、患者さんに安心して治療を受けてもらえる体制作りの構築が得意だった。また、責任感や使命感も強く、他のスタッフからも信頼されており、与えられた課題や直面した問題の解決に極めて長けていた。「鈴木チーフに頼めば、もう安心」と言うみんなからの声も多かった。

しかし、さすがの鈴木チーフにも限界が近づいていた。予想外の問題の勃発や、たび重なる院長からの要求に物事がうまく進まず、またその多くの問題は今まで経験したことのない類のもので、解決方法にも四苦八苦していた。その結果、こなすべき仕事は日々増える一方で、改善の兆しは見えない。

この数カ月というもの、先の見えない問題解決に追われ、残業は続き、精神的にも肉体的にも疲労困憊の様子がうかがえた。

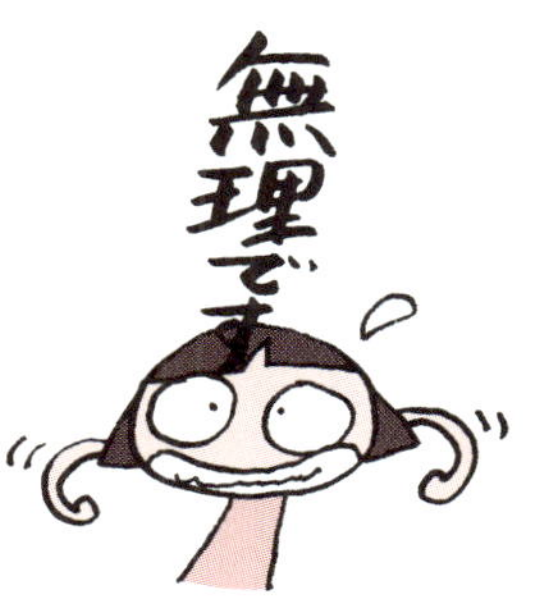

・大きな衝撃

そんな中、人材育成担当の山田さんから「やりたいことがみつかったので、退職しようと思います」との旨が告げられた。彼女はとても優秀なスタッフで、歯科医院の変革の中核メンバーの一人だった。「もう少し一緒にがんばれないか？」と相談してみたが、日々のたび重なるトラブルの対処と先の見えない問題の山に疲れ果てたとのことで、「すでに転職先は決まっている」と本人の意思にはゆるぎないものがあった。ただでさえ人手は足りず、さらに優秀な彼女の退職という問題に直面した鈴木チーフは、とてつもない不安感に襲われ、さらに仕事に対する自信まで喪失していった。

献身的な努力を重ねる鈴木チーフが報われないのは、どこに問題があるのだろうか？

1 チーフとは一体何なのか

院長から辞令がおり、新しくチーフになられたあなたは、しみじみと今まで行ってきた仕事を振り返り、「よくがんばってきたから」と嬉しさがこみ上げてくることでしょう。

しかし実は、あなたは大変な仕事を引き受けたことになります。

それは、チーフは『中間管理職』だからです。

スタッフの人達には「そんなことできません。チーフがやればいいじゃないですか」と突き上げられ、院長には「どうなっているの?」と叱られ、「一体どうしたらいいって言うの?」の状態に陥りやすいからです。

仕事の仕方は今までとは全く違います。

混乱がないように、ここでチーフの意味を考えてみましょう。

チーフとは、『一定の権限においてチームを預かることを任された、**組織上公式**

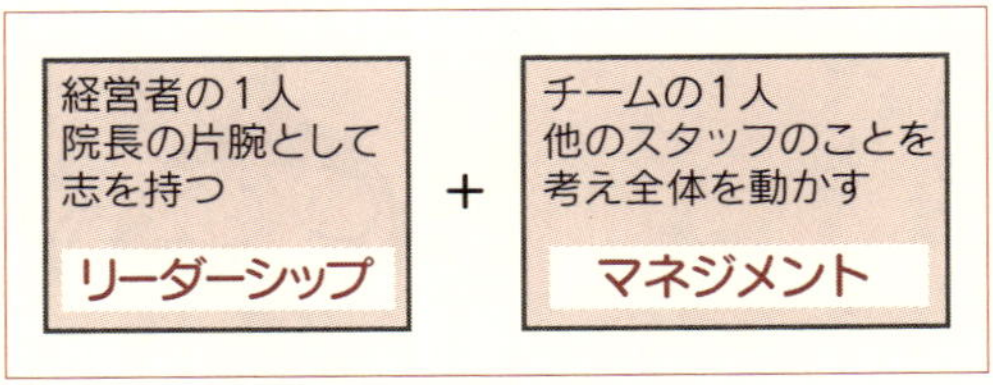

図21　チーフに求められる仕事

に任命された管理者としての地位にある人』です。

そう、あなたは管理職にあるのです。

チーフとしての仕事は二つあります（**図21**）。

①一つは、院長の片腕として経営者側の立場で動くことです。多くの場合、院長は年上で男性です。性別や年齢が違う人の話を聞き、理念を心にとどめながら、組織と向き合う必要があります。また、組織がどうあるべきかを考え、行動し、全体を動かさなければなりません。これをチーフとしてのリーダーシップと考えます。

②もう一つは、自分ができればいいのではなく、他のスタッフのことも考えなければチームは動きません。つまり、理念に沿った目標に向かってチームをまとめ、よりよい歯科医療サービスを提供するために対処しなければなりません。組織をよりよくするために変革を推し進める、これが全体で行動できるようになることが、あなたの仕事となるわけです。

2 チーフは院長の指示を待って行動するのか

理念のもとに話し合いながら、歯科医院の中でマニュアルが作成されれば、一定のルールに従って組織が動くようになってきます。

チーフをはじめスタッフの方々が、院長に直接、何の情報もなしに指示を求めることは困難です。

なぜなら院長はＤｒであり、受付に座っているわけでもなく、助手のように消毒室にいるわけでもなく、ＤＨのように予防管理のユニットにいるわけでもありません。

院長は基本的には、外部環境を見極め組織の進むべき方向を示し、導く役割の人です。診療室の中での小さな取り決めを、一つの質問で集約され、そして小さな決断を繰り返すことはできないのです。

したがってチーフは、全体がどのように動くべきかという方向性を院長に確認したうえで、それぞれの強みを生かし、それぞれが自律して動き、情報が集約され、そして共有される環境を作ることが求められているのです。

鈴木チーフは、院長のたび重なる指示をすべて受けて、全体に無理をしていたので、自分だけでなく、スタッフのモチベーションさえも下げてしまいました。

優秀な人に多いパターンです。仕事は一人ではできません。

組織全体の仕事量と人とのバランスを考えなくてはいけなかったわけです。

事例 2

藤井チーフの場合 「違う組織でリーダーシップが発揮できるのか？」

・藤井チーフの活躍

C歯科医院の藤井チーフは、家族の転勤で他県から一年前に引っ越してきたベテラン歯科衛生士だ。藤井チーフは学会などでも講師を務める有名な歯科衛生士で、これまでのやり方にとらわれない大胆な発想と、親分肌ともいえる人間的な魅力が彼女の持ち味で、勤務半年でチーフに大抜擢され、三カ月が過ぎようとしている。

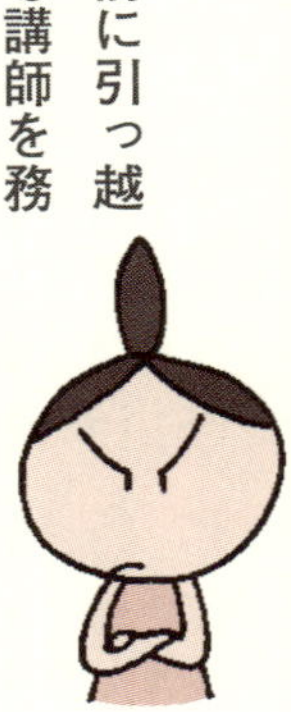

藤井チーフの以前勤めていた歯科医院は、県下でも勉強熱心な院長が運営している歯科医院で、藤井チーフは、全面的信頼のもとで権限委譲をされていた。患者さんも多く、スタッフ全

員が藤井チーフの一言で一致団結できていた。

・新しい歯科医院でのチーフは

藤井チーフは、以前働いていた歯科医院での経験をもとに、迅速かつ大胆な変革をＣ歯科医院でも推し進めようと考え、チーフ職に就任したと同時に、自分の温めていたさまざまなアイディアの検討をするよう提案した。

しかしながら、前歯科医院のときとは少し様子が異なり、会議では、藤井チーフの指示に対する反応が鈍く、なかなか思ったように改善が進まない。

・スタッフの反応

一方、藤井チーフのいないスタッフルームでは、スタッフの間で「チーフは、思いつきで発言してるからねぇ…」「話がいつも違うことがあるじゃない…困るよね」「チーフは実績とやる気があるからできるんだけど、私達はねぇ…」との声がささやかれるようになっていた。

・チーフとしての悩み

藤井さんがチーフに就任して三カ月。

これまでに培ってきた自分の知識や技量、チームを動かすことができる能力などの、リーダーシップに対する自信がゆるぎ始めているのを感じていた。「前の歯科医院では、あんなにスタッフに慕われていたのに…Ｃ歯科医院のメンバーの反応は、どうしたのかなぁ…。私の仕事に対する情熱を伝えようとすればするほど、何となくみんなが離れていっているような気がするなぁ…」

はたして、藤井チーフのリーダーシップはどこへいってしまったのだろうか？

1 スタッフとの関係

藤井チーフは、以前勤めていた歯科医院では素晴らしいリーダーシップを発揮していたようですが、どうやらC歯科医院では、スタッフが同調してくれない環境に悩んでいます。

なぜ、このようなことが起きるのでしょうか。

チーフとしての考え方をいま一度見直す必要があるようです。

チーフとして指示がスタッフに受け入れられ、行動されて、はじめてチーフのリーダーシップは発揮されたと認識します（図22）。

まず、藤井チーフが前に勤務していた歯科医院での経験で指示を出しても、受ける相手が違うことを認めなければなりません。

いくらチーフという役職についたとしても、スタッフが藤井チーフを認めない限りは、リーダーシップは発揮できないのです。

藤井チーフの力量だけではなく、スタッフの特徴を理解することが欠かせません。

さて、組織の変革には何が必要なのか。

それは、「このままでいいのか」と思うほどの危機感です。

外部の環境や内部の環境の状況を、現実として受け入れられる環境を作ることがスタッフをまとめる前提です（図23）。

優れたチーフがいつまでも優れている訳ではありません。

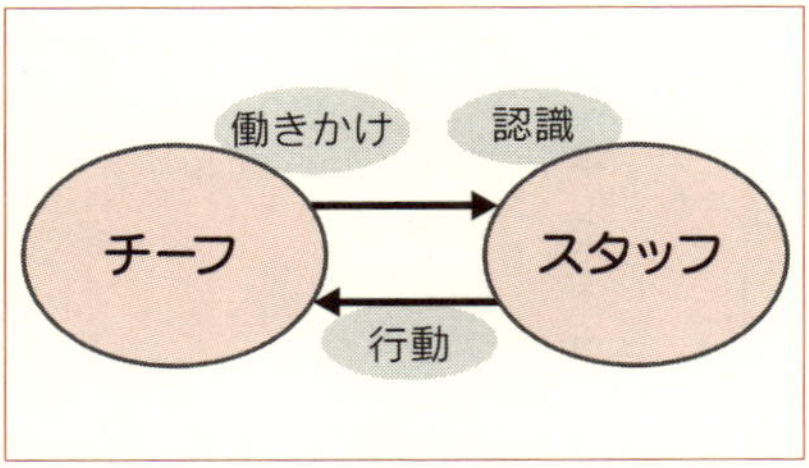

図22　チーフがリーターシップを発揮したときの動き

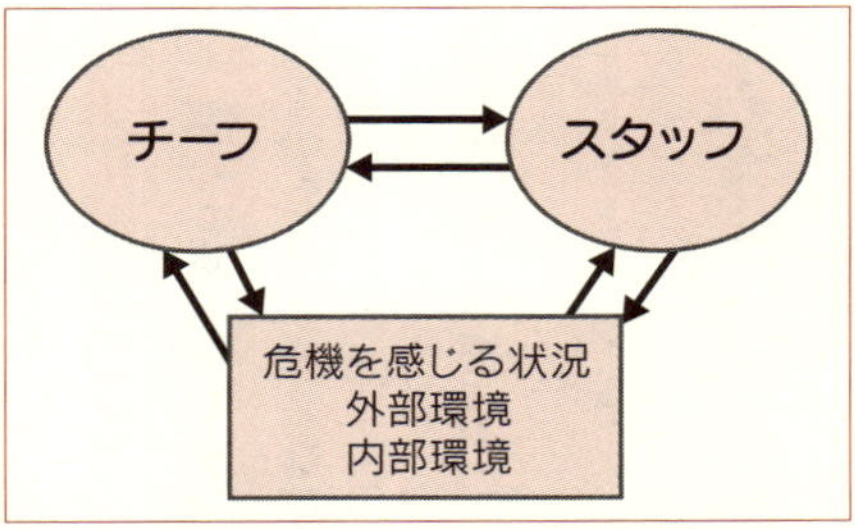

図23　組織は環境を意識する必要がある

2 うまくいかない原因は何なのか

藤井チーフに求められていることを考えてみましょう。

以前勤めていた歯科医院で、素晴らしいリーダーシップを発揮していた藤井チーフが、どうしてC歯科医院ではうまくいかないのでしょうか。次の点を考えてみましょう。

自分自身の考え方

①人を動かすときに求められるチーフの行動とは何か。

②チーフの行動を行えるようにするためには何が必要か。

③自分自身を客観視できていたか。

④チーフという役職がついていなくても、リーダーシップが取れるときがある。それはなぜか。

他のスタッフとの接し方

①スタッフとのかかわり方について重視されることは何か。

②コミュニケーションのあり方はどうなのか。

③全体としての成果を上げるための仕事の任せ方についてはどう考えるのか。

組織とのかかわり方

①チームとして動ける体制を作っているか。

②組織を築くという意識があったのか。

③どのような組織がよいと考えるのか。

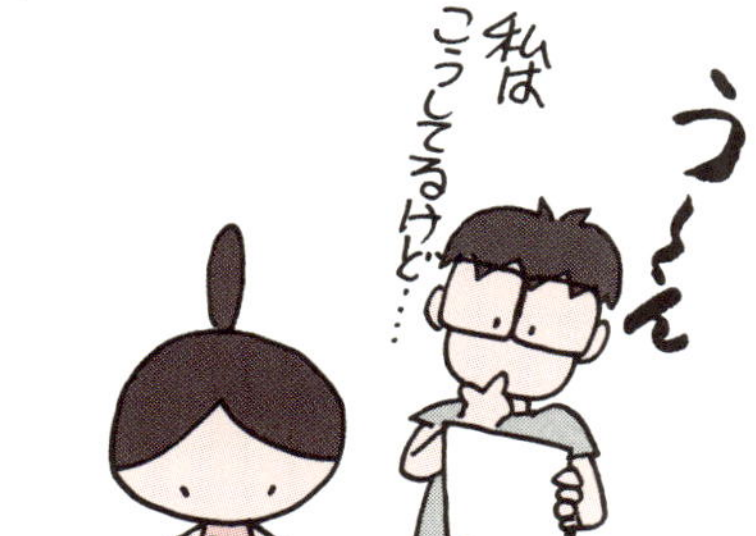

④チーフとして役割が発揮される組織はどのように作るのか。

3 状況把握をしてみよう

藤井チーフはベテランで実績を持った人でした。それでもうまくいかないときもあります。チーフとしてのリーダーシップの必要性と実現度に関して、あなたの勤める歯科医院とあなた自身の現状はどうなのかを、簡単な自己診断で確認してみましょう。

【A群】

		✔
Q1	マニュアルなどで視える化した医院のルールで判断できない状況にしばしば遭遇してしまう	
Q2	医院のルールや手順に沿って仕事を進めようとするが、かえって手間がかかり、互いにストレスが生じてしまう	
Q3	計画通りにしようとすると、やり直しや無駄が発生して不効率になる場合がある	
Q4	状況の変化により、年度目標そのものが失われてしまうことが多い	
Q5	仕事を行ううえで、何をするべきかを自分で判断することが難しく、方針や目標設定そのものが大きな問題となっている	
Q6	医院で決めたルールが制約となり、患者の求めるサービスが提供できないケースがある	
Q7	院長の判断を待っているうちに、患者対応の機会を失ってしまった経験がある	
Q8	患者の要望とかけ離れた決定が院長サイドで行われることが多い	
Q9	過去の経験や前例が役立たない新しい問題にたびたび遭遇してしまう	
Q10	チーム内での役割や分担している範囲が障害となって、患者対応に遅れが出ることがある	
計		/10

【B群】

		✔
Q1	医院外の人との交流を有効活用しながら、仕事を進めている	
Q2	権限やルールよりも、医院としての目標設定と個々への動機付けによってスタッフを動かしている	
Q3	新たな問題に対しては、過去のやり方にこだわらずに考え対処している	
Q4	患者対応上必要と判断した場合には、スタッフの担当している仕事の見直しを行うことがある	
Q5	何か支障が生じることがあれば、新たな働きかけを積極的に試みている	
Q6	院内のルールや手順がおかしければ、変更を働きかけている	
Q7	計画や管理は最小限にとどめ、状況に合わせた柔軟な対応に変わることもある	
Q8	仕事の意思決定は、各担当者の判断で行えるように心がけている	
Q9	状況の変化に応じて臨機応変に、スタッフの目標の修正や再設定を行っている	
Q10	方針が決まっていれば、院長からの指示が出なくても、自ら院長に対して新しい提案をすることが多い	
	計	/10

A群では、あなたの勤める医院の「変革とリーダーシップの必要性が高いこと」を表しています。あなたがチーフであれば、あなたのリーダーシップが大いに期待されます。チェック数が少ない場合には、すでに歯科医院が変革に対応しているか、反対に厳しい環境の変化に対応する必要性を感じていないです。チーフとしてその理由を考えてみましょう。

B群では、あなたがリーダーシップを発揮するための行動をとっているかを表しました。チェック数が多い場合は有効にリーダーシップが発揮されますが、チェック数が少ない場合には、どのような行動がリーダーシップの発揮につながるのかを考えてみましょう。

事例3

岡本チーフの場合　「若手の育成での苦悩」

Ｄ歯科医院で五年チーフ職を務める岡本さんは、若手歯科衛生士の育成が年々難しくなってきたことに頭を悩ませていた。

・あせるだけのスタッフ

先日もこんなことがあった。

三年目の黒川歯科衛生士に、Ｐの治療アセスメントの計画書を作成し、期日までの提出をお願いしていたが、期日を過ぎても提出がないので尋ねてみた。

「すみません。まだできていません。明日までにがんばります」と謝ってくるのだが、その理由を述べることはなかった。期待して待っていたが、翌日も報告書は出てこなかった。岡本チーフは黒川さんに、なぜできないのかと問いただしたが、「すみません」を繰り返すだけだった。

これまでも、黒川さんは岡本チーフの指示したことを忘れがち。できたとしても、対応が遅い。そのつど「すみません」と言葉を発するが、改善の様子はみられなかった。

・反抗的なスタッフ

また二年目の受付の小田さんは、何をお願いしても、「言っている意味がわかりません…」「急ぐ必要がありますか…」と反抗的な態度をとる。さらには、「それは、院長の都合なので、私は納得してません」と言う。「仕事なんだから、やってください」と厳しく言うと、「そんなのパワハラです。そんなんだったら辞めます」と逆ギレをする。思わず、「そんなことなら辞めてもらってもかまいません」と喉元まで出かかっているが、それでは困ると我に返り、その言葉をぐっっとこらえている。

・チーフとしての悩み

私が若かったときは、言われたことは黙って行っていた。しかし、誰もが自分の都合のよいようにしか動かない。

今はまるで院長やチーフとスタッフの関係が逆転したかのようだ。

・チーフ同士の語らい

岡本チーフは、所属しているスタディグループで知り合った十年来の親友、歯科衛生士の田村さんに相談した。田村さんはＦ歯科医院で半年前にチーフ職に就任し、人材育成の話ができるよき相談相手だった。Ｆ歯科医院の状況について聞いてみたところ、どうやらスタッフがとても田村さんに信頼を置いており、チーフとしては経歴が浅いものの、自分よりうまく若手歯科衛生士を率いている様子だった。どうして、新米チーフの田村さんがうまくいって、自分がうまくいかないのだろうか。

1 あなたの言うことをスタッフは聞いてくれているのか

まず、あなたの話をスタッフのみなさんが聞いてくれる体制にあるかを自己チェックしましょう。チーフとしての発言が、どれほど組織に影響しているのかを考えてみましょう。

次の五問にチェックを入れてみましょう。十点満点であなたとスタッフの関係が見えてきます。

Q1	こちらから言わなくても、他のスタッフから報告、連絡、相談がある	（ハイ・わからない・イイエ）
Q2	スタッフの中から反抗があったとしても、冷静に対処することができる	（ハイ・わからない・イイエ）
Q3	日常業務については、スタッフは自分の指示に従っている	（ハイ・わからない・イイエ）
Q4	緊急の仕事が入っても、スタッフは協力的である	（ハイ・わからない・イイエ）
Q5	いざというときには、スタッフは自分を頼りにしてくれている	（ハイ・わからない・イイエ）

（ハイ・2点　わからない・1点　イイエ・0点　合計□点／10点）

いかがでしたか。自分の立場と照らし合わせて岡本チーフの事例を考えてみましょう。

2 チーフになれば、人は自分の言うことを聞いてくれるのか

チーフになって五年目の岡本さんは、すでにベテランです。

以前勤めていたスタッフは言うことを聞いてくれていたのに、若手のスタッフとはうまくいっていないようです。どうしてこのようなことが起こっているのでしょうか。

チーフが人を動かすときには、一定のパワーが必要です（**図24**）。

一つは、チーフという役職の持っている力、ポジションパワーです。

チーフとしてのポジションパワーとは何なのでしょう。

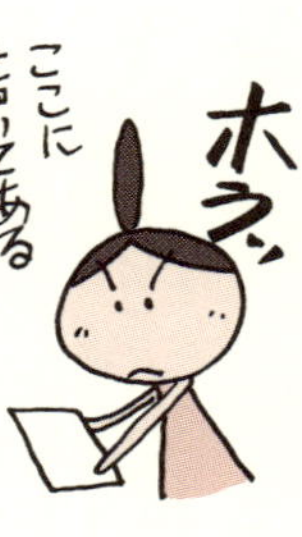

スタッフは、チーフのもとで仕事を任され、チーフとしての評価が院長に伝わります。時には、給与が反映している歯科医院もあるでしょう。また、チーフは仕事の経験が長いため、他のスタッフが教えてもらわ

なければ仕事ができないなどの状態にあれば、おのずとチーフとしての権力を持つことができます。これがポジションパワーです。しかし、チーフに権限を託されている所はそう多くはありません。実際には少人数の歯科医院の中で、権力と言ってもたかがしれています。

もう一つのパワーが、パーソナルパワーです。
これは個人の専門的な知識や技術やその仕事に対する姿勢。
また、人間関係の中で培われてきた信頼関係や個人の魅力としてのパワーを示しています。

組織をチーフとして動かすためには、ポジションパワーの意味を理解し、うまく活用しているのか。また、パーソナルパワーを、自分自身で磨く努力をしているかという自問をしなければなりません。

スタッフやチームを動かすことは難しいことです。パワーが小さければ、誰もチーフの言うことに従わない場合が出てきます。しかし、大きなパワーを持てば、リーダーシップが発揮できるのでしょうか。大きければ自分のために使いたくなることもあり、その使い方を誤ればチーフと院長のポジションが逆転してしまうこともあります。

チーフはいつでも、歯科医院の理念に合わせて院長の片腕として動く姿勢が求められます。

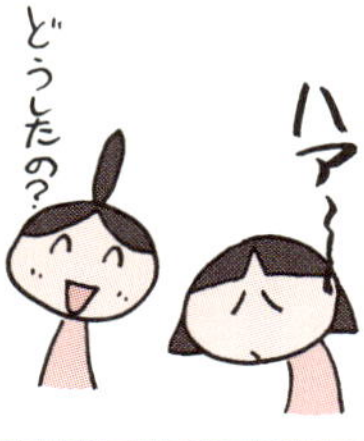

ポジションパワー	パーソナルパワー
・スタッフの仕事が不十分なときに叱ったり、突き放したりすることがある ・スタッフを認め、実績を認めている ・自分のチーフとしての位置を活用してスタッフを動かすことがある	・スタッフの中で専門的な知識、態度が身についている ・誠実で友好的である ・困ったときにも、積極的に問題解決しようとする姿勢がある

図24　それぞれのパワーの使い方

事例4

藤岡チーフの場合「優しく人材育成することでの問題」

最近、藤岡チーフは、新人の城田さんの指導の仕方を悩んでいるようだ。ある日の中本院長と藤岡チーフの会話である。

・新人のミスの指摘

中本院長「藤岡チーフ、城田さんがまた、患者さんへの説明が上手く伝わっていなくて、問題を起こしたようだ。指導はできているのか。本人は問題そのものが理解できていないんじゃないのか。スタッフの人材育成期間は、事実をもとにしっかりと指摘し、本人が自主的に気付いて行動ができるように助言することが大切だと言っているだろう。こうした指導は、患者さんに安心、信頼していただける治療の提供につながると同時に、城田さん本人の育成にとっても大切だということは、理解していけるはずだよね」

藤岡チーフ「はい。よくわかっています」

中本院長「しっかり頼んだよ。そうしてくれないと、私もチーフとしての君にも、城田さんに対しても直接の対応をせざるをえなくなる。この話は君のチーフとしての指導力を問われているんだからね」

藤岡チーフは、このところ中本院長から育成中のスタッフの指導の甘さについて度重なる注意を受け、どうしたらよいのか困っていた。中本院長の考えは、理念のもとに一緒に変革を進めてきたのでよく理解していた。それにどこが問題でどんな改善が必要かも気付いていた。

・チーフとしての悩み

しかし、実際には、藤岡チーフの指導は他のスタッフからの反発を恐れ、もう少し様子をみてからにしよう…と、その時期を逃してしまっていた。優しい性格の藤岡チーフは、スタッフを傷つけないようにと曖昧な言い方で、厳しい指導が苦手な様子は誰の目にも明らかだった。

中本院長がいつも藤岡チーフに指摘する部分は、まさにその部分だった。

藤岡チーフ自身も、チーフとしての行動がとれていないこと、問題はわかっているのに、厳しく指導できない自分への葛藤に悩まされていた。

実際に、藤岡チーフがとるべき行動や指導ができないのはどうしてだろうか。また、どこに問題があるのだろうか。

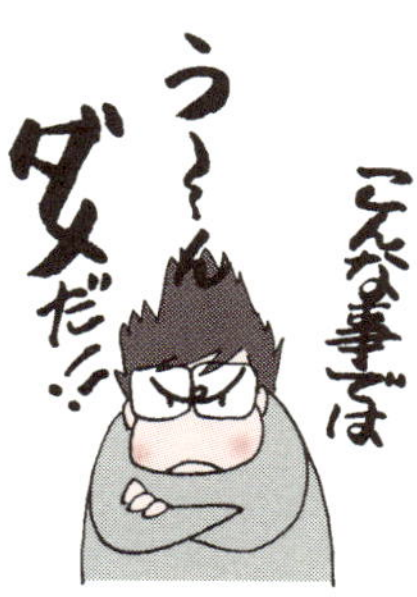

1 リーダーシップをとる二つの行動パターン

リーダーシップに注目した行動理論の研究は数多くなされていますが、二つの行動パターンが発見されています。「仕事志向行動」と「関係志向行動」です。

「仕事志向行動」のパターンをとる人は、仕事はよい結果を出すことが重要と考え、多少のトラブルやストレスがあっても、常に結果を出すことに尽力します。

「関係志向行動」のパターンの人は、人がいるからこそ仕事はできるという考えから、職場の雰囲気をよくすることに力を入れる傾向があります。

自分自身がどちらの行動パターンに近いかを知ることで、チーフとしての自分の仕事への取り組み方を客観的に考えることができるでしょう。

2 チーフとしての自分自身の行動を考えてみましょう

人には、仕事に対する姿勢に違いがあります。

チーフであるからこそ、自分の考え方や行動にどのような特徴があるのかを診断してみましょう。

Q1	仕事に悩んでいるスタッフに、励ましの言葉や支援を行っている	（　）
Q2	人間関係を大切にした、気配りを心がけている	（　）
Q3	スタッフの努力している姿を見て、全体の中でほめて認めている	（　）
Q4	小さなトラブルであっても、情報は共有し合い、相談にのっている	（　）
Q5	チームでの雰囲気がよくなるように努力をしている	（　）
Q6	仕事では計画を立てて、目標を成し遂げる	（　）
Q7	その人の強みを生かした仕事の割り振りを意識している	（　）
Q8	年間計画やステップ毎の業務目標をイメージして、成果が出るように進行状況をチェックしている	（　）
Q9	目標を立てたことができない状況に陥ると、解決のための手段を講ずる	（　）
Q10	期限がある仕事は、必ず守って対応する	（　）

（合計・1～5（関係志向行動）□点　6～10（仕事志向行動）□点）

あなたはどちらのパターンをとるチーフでしたか。**図25**に照らし合わせて確認してみましょう。

一番いいのは、人間関係を大切にし、やるべき仕事を明確化できる行動が起こせる人です。そんなチーフがいる組織では、ちょっとしたいい緊張感が存在する中で組織としても長期的な成長を遂げることが可能です。

藤岡チーフは、残念ながら関係志向行動も仕事志向行動も低いパターンの人でした。だから、新人育成においてもチーフという立場の仕事はなされていない状況です。

チーフは、院長の片腕として組織を預かったのだと覚悟しなければなりません。院長の理念に合った行動をすればよいのです。ここには誰もが反論できません。院長に相談しながら、チーフという役職を意識して志を述べればよいのです。

「みんなでがんばりましょう。患者さんのために、私達のために、そして社会のために」と。

そして、担当者としていろいろな人に助けてもらっている感謝の言葉を忘れない。

「ありがとう」と言い続けましょう。

きっといい組織になる。

患者さんはそんな姿をいつも見ているのですから。

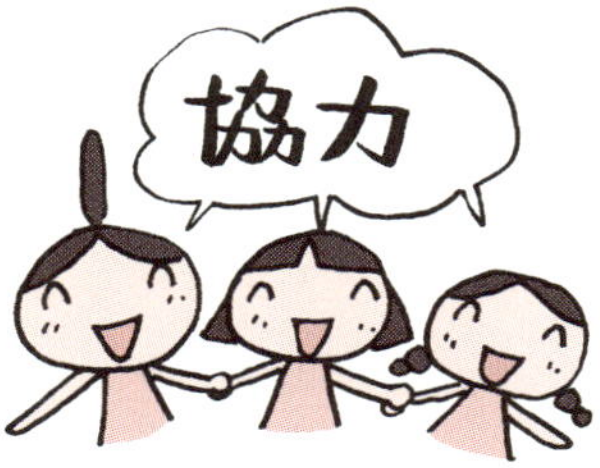

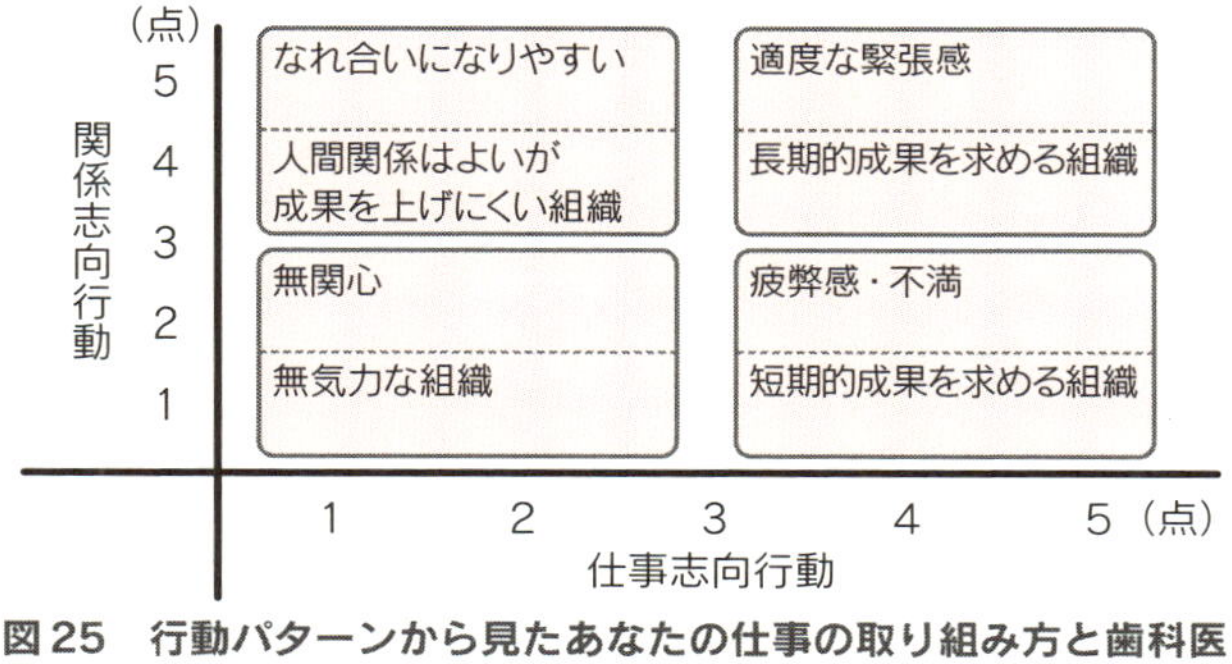

図25　行動パターンから見たあなたの仕事の取り組み方と歯科医院の傾向

大島　洋：管理職の心得。ダイヤモンド社、2010をもとに小原作成

事例5

佐藤チーフの場合「できるチーフの悩み」

・チーフになる前の活躍

Ａ歯科医院でチーフを務める佐藤さんは、一年前にチーフ職を任されてから、これまで以上に仕事に打ち込んでいた。特に、技術面には自信があるので、どんな業務であっても上手くいかなければ、自ら率先してスタッフをフォローするようにしていた。そうした佐藤チーフの努力の甲斐あって、院長の期待以上の業務内容や効率化、チームワークやコミュニケーションを図れていた。

・チーフ就任後の変化

しかしながら、チーフ職に就任して一年たつと、いろいろな管理業務や調整などの仕事に手を焼いて、これまでのように本来の歯科衛生士の業務や、技術の向上のためのトレーニングに時間を割くことが難しくなってきていた。そのせいか、院長の佐藤さんに対する評価はチーフ職に就任前と比較すると大きく下がっている。かつては、「佐藤さんがいないと、Ａ歯科医院は回らないよ」と他のスタッフに言われるほどであったのに、他のスタッフからの評価も低下していた。佐藤チーフは、歯科医院全体の治療の流れの把握とフォロー能力、また、与えられた仕事はできるまで、どんなことがあってもやり抜こうとするタイプで、人一倍仕事への思いが強いことが持ち味だったので、若いうちから高い評価を築いてきたのだった。

しかし、チーフ職に就任してから壁にぶち当たっていた。変革途中のＡ歯科医院では、通常業務に加え、新たなマニュアル作成業務・在庫管理の一環である棚卸作業、５Ｓの徹底を期限内に行うようにとの要請に対して、あれこれ考えているうちに、決断が遅いとのクレームを院長から受けてしまうのだった。急いで他のスタッフと一緒に対応しようとすると、「通常業務も忙しいので、そんな時間はあまりとれません。チーフがもう少し早い段階で指示を出してくれたらよかったんじゃないですか？」と反発を受けていた。

・チーフ自らやってしまう体制

佐藤チーフはこれまでの経験上、マニュアル作成や5Sなどは、大変だが通常業務と並行して行えないことではなかった。にもかかわらずスタッフからの協力姿勢が見えないのは、仕事に対して後ろ向きであり、甘えとしか思えなかった。このようなチーム内の雰囲気に対して失望感を覚える一方、他のスタッフとのあつれきは極力避けたい思いもあり、今回のマニュアル作りと5Sの見直しに対しては、佐藤チーフ自身の時間を割くことで何とか対応した。

この一件は、その後の佐藤チーフの行動を象徴していた。通常業務と並行して行う他の業務や院長からのお願いに対しては、決まって佐藤チーフ自身が対応した。チーフ職に就任したにもかかわらず、他のスタッフが行える簡単な雑務などを自ら率先して行う姿は、チーフ職に就任する前と変わりがなかった。一方で、チーフとして歯科医院内の業務を円滑に行える体制作りだとか、管理・調整業務への対応は、ますます後手に回っている感が否めなかった。

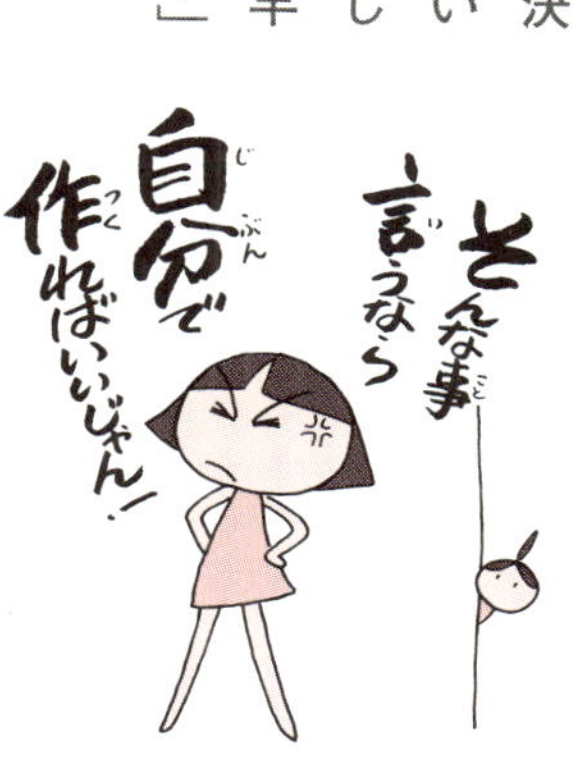

さて、佐藤チーフは、どこで、つまづいてしまったのだろうか。

1 チーフにはリーダーとしての行動が求められている

チーフは、中間管理職としての知識や技術、態度が求められています。この仕事には、今までにない新しい考え方を必要としています。ロバート・L・カッツは、管理者になった人が仕事を行うために必要なスキルを研究した人です。管理者には、

テクニカルスキル（業務を行ううえでの必要な専門スキル）、
ヒューマンスキル（対人関係のスキル）、
コンセプチュアルスキル（組織全体を考えるスキル）

が必要と考えました。

若いときには技術を中心に、中間はバランス感覚が大切で、管理者になるほどヒューマンスキルやコンセプチュアルスキルが求められてきます。（図26）

2 できるチーフのつまづき

佐藤チーフは仕事のできる人です。なんでもバリバリと仕事を進めることができます。できる人は、なんでも自分でやるほうが早いのです。これはテクニカル

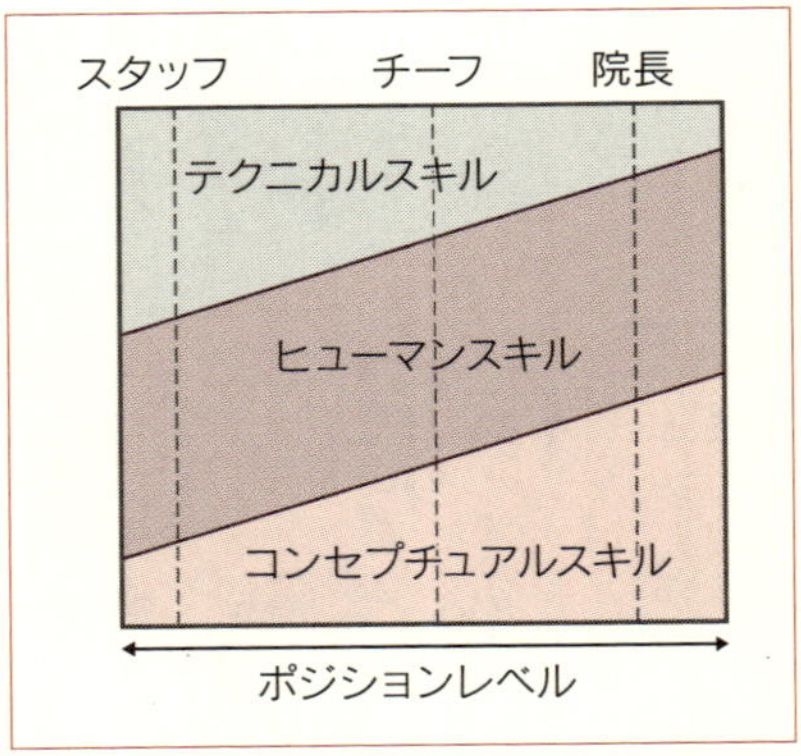

図26　求められる管理者のスキルの変化
Robert L. Katz, "Skills of an Effective Administrator" Harvard Buisiness Review, September-October, 1974をもとにして小原作成（2010）

スキルです。

しかし、これが求められるのは若いスタッフに対してです。

チーフクラスになると、この部分は若手に託し、ヒューマンスキルやコンセプチュアルスキルを伸ばさなければ仕事になりません。

新人も育たず、スタッフにも信頼されていないのではないかと不信を招きます。

最後に、あなたも中間管理職としてのスキルが身についているかをチェックしてみましょう。

Q1	自分の仕事に必要な専門的な知識や技術を持っている	（　）
Q2	自分の仕事に必要な手順や方法を知っている	（　）
Q3	院長、同僚を含む関係者と協力して仕事ができる	（　）
Q4	院長、同僚の立場や思いを理解して良好な意思疎通ができている	（　）
Q5	外部環境の変化を考慮して自分の仕事を進められる	（　）
Q6	それぞれの強みを理解し連携させている	（　）

（1・2／テクニカルスキル　3・4／ヒューマンスキル　5・6／コンセプチュアルスキル）

第6章

院長だって悩んでいる

新人院長のときにはまだ元気がある。
だからスタッフはついてくる。
しかし、何年かすると院長は見えなくなってくる。

……院長は本当は悩んでいる。
今のままでいいのか？
これからも大丈夫なのかと…。

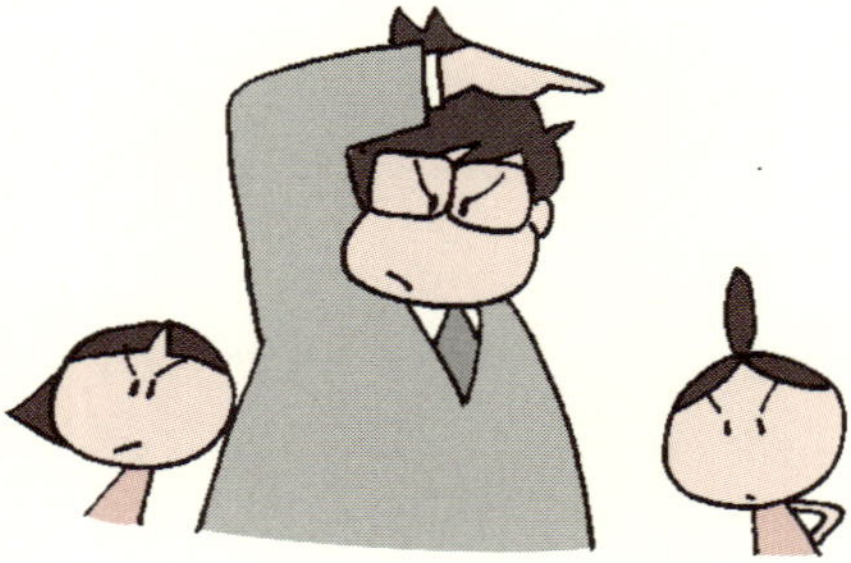

院長に力（パワー）がないと組織は動かない

あるセミナー会場での出来事

あるセミナーで話をさせていただく機会を得た。

ほとんどが院長であり、スタッフをお連れする方もいた。

みなさんの前で朝の挨拶をする。

「おはようございます」

「……」

ほとんどの方に返事がない。数人が小さな声で言葉を発したのみだった。

おおよそ想像はついていたが、このような集まりで歯科衛生士の集団ならば、間髪入れず大きな声で挨拶が返ってくる。

しかし、院長の集まりは違う。

まず声を発しない。

「物事は挨拶から始まります。みなさん、声を出しましょう。私達医療スタッフは、院長を見ています。リーダーである院長先生に元気がなければ、歯科医院も落ち込みます。さあ、声を出してもう一度…」

三時間のセミナーを終えて、その日は終わった。

アンケートが後日送られてきた。おおむね満足したという結果で安心した。

しかし、その中にこんな文面の方がいた。

「小原さんは大きな声で挨拶をと言われましたが、自分達は病んでいるのだ。だから、本日セミナーに参加している。大きな声など出せない」

そうですか。そんな状態でお見えになられていた方もいらっしゃったのですね。改めて思った。

考えてほしい。

自ら病んでいるから挨拶は大きな声でできないのだと言う院長に、患者さんが安心して治療を任せられるのだろうか。

大きなことを成し遂げるためには、毎日の仕事を確実に、丁寧に、誠心誠意で行うしかない。

5Sを普通に行いながら、組織も成長していくものだ。

院長にお願いしたい。

すべてのスタッフは院長を見ている。院長が元気がなくてはチームなどまとまらない。

スタッフの行動や発言は、院長の行動の鏡であるのだから。

《なぜ、院長に覇気がないといけないのか》

他人と接する際の脳内作用を扱う社会神経科学という新しい分野の研究を通して、近年、SQ（人間関係の知能指数）という概念が開発されてきました。

このSQの新しさは、生物学的研究の裏付けに基づく点にあります。

ミラー・ニューロン「感情を模倣する動き」の発見です。

ミラー・ニューロンの働きは、人の仕草から、その感情の動きを察知すると、他者の行動を模倣し、われわれ自身のもとに、同じ感情が湧き上がるとされています。

（ダニエル・ゴールマン、リチャード・E・ボヤツィス、2010より）

つまり、無愛想で横柄な院長のもとでは、スタッフの脳細胞は刺激を受けませんが、活発で、チームを大切にする姿勢の院長のもとでは、細胞が活性化するため、スタッフも笑顔で対応し、チームの一体感を高めることができるのです。だから、リーダーである院長に、元気がないと、歯科医院に活気がなくなるのです。

院長は組織をどう考えるのか

組織はどのような構図になっているのでしょうか。

図27左は、一般的な企業の伝統的組織図をもとに歯科医院をイメージして描いた**権威のピラミッド**です。

院長は理念を掲げ、目的を明確化し、チーフがスタッフをまとめチーム一丸体制を作り、プロジェクトリーダーがいろいろな仕事を組み立て、スタッフが計画通りに仕事を行う。まさしく、組織においての管理体制は上から下に置かれています。

しかし、この図には患者さんは存在していません。

歯科医療サービスを提供している組織においては、**図27右**のように地域を含めた歯科医院に関係している人々がいます。

患者さんに対して何が提供できるかを考えることが必要です。

患者さんの求めるものは何なのかと考えて行動することが、歯科医院で行う変革の**スターティングポイント**と考えられます。

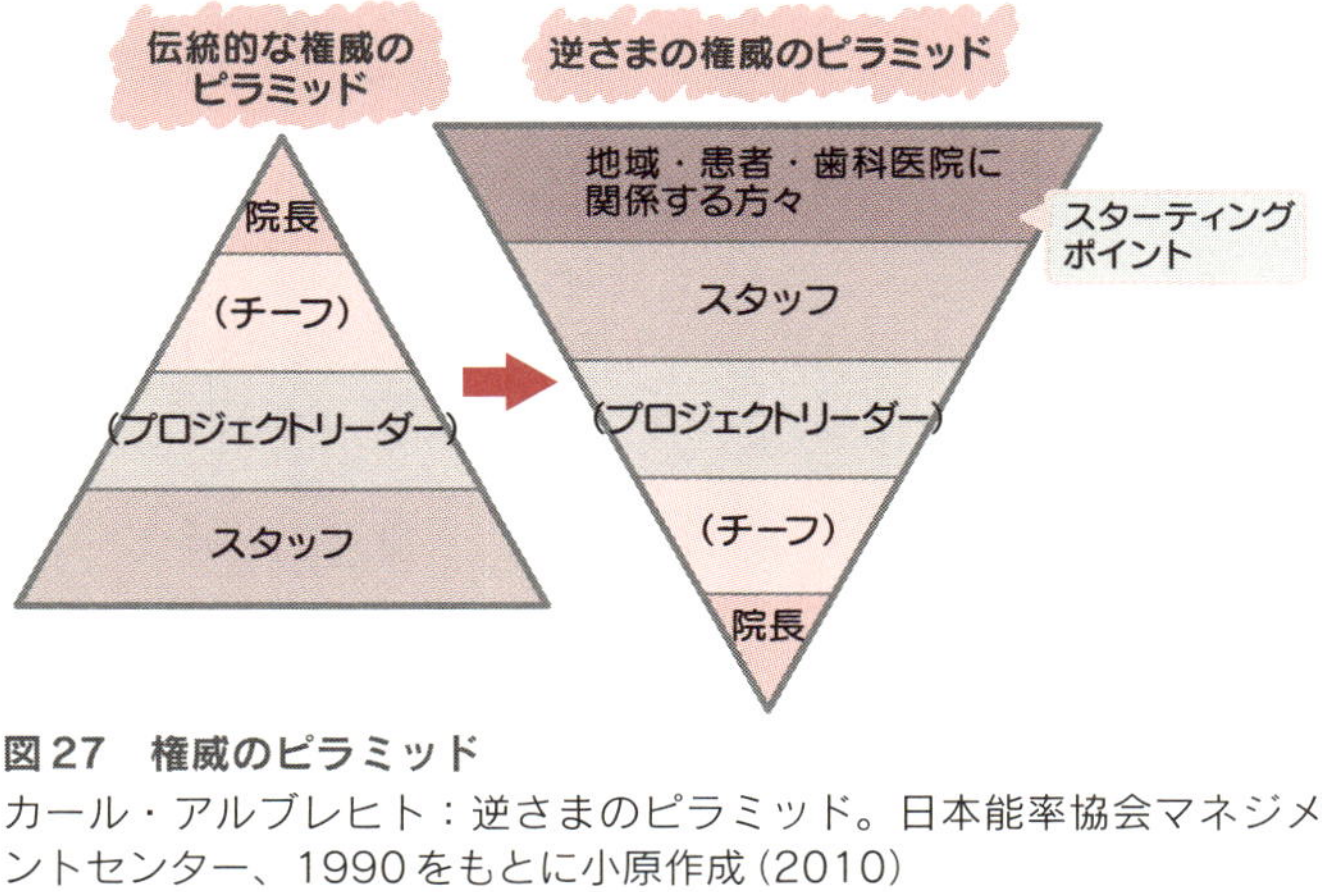

図27　権威のピラミッド
カール・アルブレヒト：逆さまのピラミッド。日本能率協会マネジメントセンター、1990をもとに小原作成(2010)

院長は覚悟しなければなりません。いつでもどこにいようとも、リーダーとしてすべての人を支えているのです。

患者さんによりよい歯科医療サービスを提供するためには、院長はスタッフに何をしてほしいと命令するのではなく、スタッフを支え、よい仕事をしてもらうためにリーダーとしての自分が存在しているのだと考えることです。スタッフが援助を申し入れてきたときには、他でもない彼女らの言うことをよく聞き、判断し、行動しなければなりません。

その覚悟がなければ、些細なことを気にしてスタッフの愚痴を言い続けることになります。

院長の言葉

ある歯科医院の院長からの相談。

「スタッフは私に石膏流してくれと言うんです。どう思いますか」

「時間があればされればよろしいかと思います」

「患者さんの誘導をみんなの手がないときにはしてほしいと言われます。どう思いますか」

「忙しいときにはして差し上げればよろしいかと思います。患者さんも、先生自ら呼ばれたら嬉しいかもしれません」

こんなことでと思うかもしれない。

院長であっても、スタッフであっても、当然のこととして助け合えばよい。

少ない人数で歯科医療を提供しているのであれば、協力するのは当然のこと。

多くのスタッフで歯科医療を提供できるのならば、当然院長は院長だけしかできない仕事ができるようになる。

それまでは協力し合えばいいだけのこと。

さあ、スタッフ一丸となって地域に貢献していきましょう。

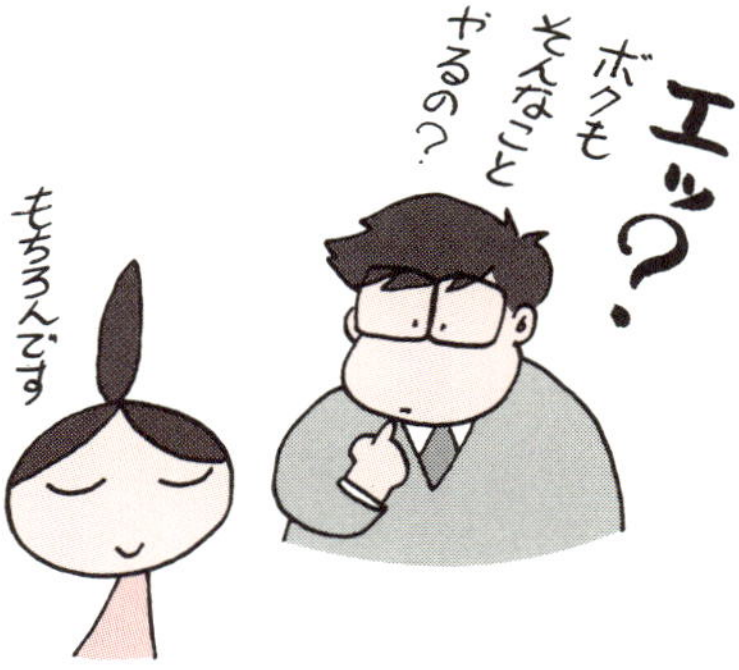

語る前に自分自身を見つめ直す 一体何がしたいのか

院長は歯科医院を経営しているリーダーとして語らなければなりません。

歯科医院としてどうしたいのか。

そのためにどうしてほしいのか。

また、自ら何ができるのか。

パイプライン・モデル（四一頁）に示したように、院長はチーフのような成長の過程を踏みません。

厳しいことに、開設すれば最初から、自ら作った組織の中でリーダーとしての動きを求められます。

院長は起業した会社の社長です。社長になるための準備や学習をどれほどしてきたでしょうか。残念ながら、歯科大学の教育の中には経営学は入っていません。

- リーダーシップをどのように取るのか
- 組織をどのように組み立てるのか
- 集団として、人々はどのような行動を起こすのか
- 人を財産として生かすためには、どのような仕組みがいるのか
- チームを一丸にして地域に貢献するためには、何から始めたらよいのか

組織のリーダーとしての教育を受けていないのですから、困られるのは当然です。

一般業界においても起業する場合は、地域における「中小企業大学校」「中小企業支援機構」「中小企業基盤整備機構」「商工会議所」などのセミナーを受けることができます。会社の社

長にするための研修は、いろいろな所で実施されています。

しかし、歯科医師である院長は、そのようなセミナーを多くの場合は受けません。それでは何から考えればよいのか。

基本となるのは理念です。

この理念はちょっと考えたからできるというものではありません。次のシートを使いながら、過去から未来へ視野を広げて人生を考えてみてください。

歯科医師は、業界のリーダーであり、経営者であり、院長です。その方の志のもとでスタッフは一致団結していきます。

経営を勉強することが可能な通信大学

私が仕事で悩んでいるときに、通信の大学の授業を受けて、「目から鱗」で解決できた仕事が数多くありました。応用したセミナーを受けるのもいいですが、どうしてそのように考えるのかという経営学そのものに触れることで、自分自身が深く状況を分析することができます。

通信で経営学を学べる大学は次の所です。

・産業能率大学（情報マネジメント学部）
・北海道情報大学（経営情報学部）
・帝京平成大学（現代ライフ学部）
・日本福祉大学（福祉経営学部）
・ビジネス・ブレークスルー大学（経営学部）

（http://www.gakkou.net/spo/daigaku/spo0005/）（2011年）

院長が歯科医院を動かすという覚悟が形になるまで

- **A**：院長が歴史を振り返る　ライフラインチャート
- ↓
- **B**：人生設計　人生の10カ年戦略を立てる
- ↓
- **C**：歯科医院の現状を主観で考える
- ↓
- **D**：スタッフの役割を確認する
- ↓
- **E**：歯科医院の存在価値を考える
  - ・患者さんに何ができるのか
  - ・スタッフに何ができるのか
  - ・社会に対して何ができるのか
  - （スタッフに何をしてほしいかではない）
- ↓

理念ができれば公開し、志を示す。

詳しくは『歯科医院の活性化』をお読みください。

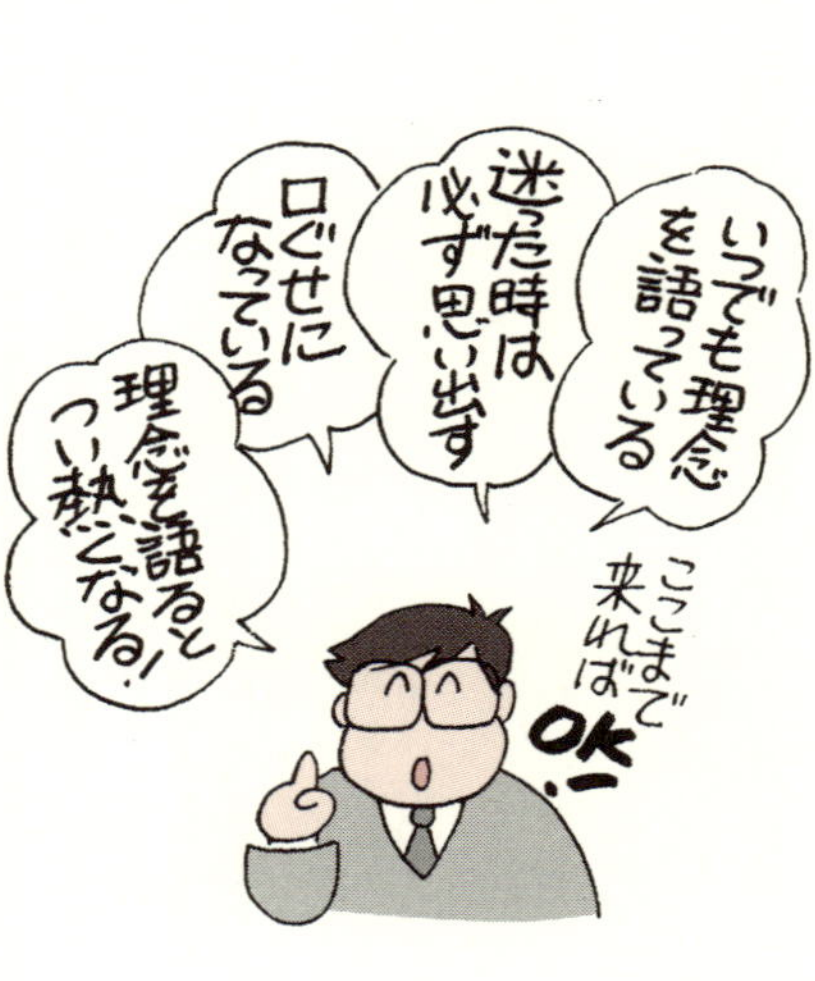

いつでも理念を語っている
迷った時は必ず思い出す
口ぐせになっている
理念を語るとつい熱くなる!
ここまで来ればOK!

理念を作ったとしても、スタッフ全員が理解し、受け入れ、行動に至るまでには、さまざまなトラブルが発生します。
その一つひとつをコツコツと乗り越えるしかありません。

2011　より良い歯科医療サービスを患者さんに提供するために歯科業界に活力を

1	チームで考える体制の確立 歯科医院に対しての提供	1	医療職としての使命	1	医療職としての自覚
				2	専門職としての姿勢
				3	社会人としての常識
		2	チーム力の向上	1	チームとしての方向性の明確(チームで考える)
				2	役職としての認識
				3	自己研鑽する姿勢
		3	知識・技術・態度への応用	1	環境の認識
				2	適時性のある情報収集
				3	知識・技術・態度の確立
2	それぞれの強みを生かした環境の整備 デンタルタイアップに対して	1	尊重し合える体制の整備	1	個人の尊重
				2	情報の共有
				3	信頼してまかせる体制
		2	働きやすい環境の整備	1	目標の明確化、共有化
				2	仕事の視える化の徹底
				3	5Sの充実
		3	個人の強みとしての専門性の提供	1	外部研修会への参加
				2	歯科医院訪問への参加
				3	活躍の場の提供
3	創造性の確立 社会に対して	1	組織作りの提案	1	研修会の実施と協力
				2	発信物へ提供と協力
				3	インターネットでの情報発信者
				4	WIN-WINの関係を築く体制づくり
		2	イメージ向上	1	真摯な姿勢
				2	学問に順じた体制
				3	アクティブな活動

◆◆歯科

チームメンバーの確認

職種	名前	院内での役割	
歯科医師	○○ ○○	院長	
歯科医師	○○ ○○	副院長	
歯科衛生士	●● ●●	チーフ 医療安全管理	
歯科衛生士	●● ●●	予防・管理	明るく、社交的 気が読めない
歯科衛生士	●● ●●	院内感染対策	真面目でおと
受付、歯科助手	△△ △△	医療機器安全管理	愛想がよく、患 い。人に意見
受付、歯科助手	△△ △△	医薬品安全管理	上品で礼儀正 仕事をしている

個々の尊重と、人間関係から仕

現状把握シート　　年　月　日

歯科医院名	
歯科医師(経営者)名	
従業員数	歯科医師　歯科衛生士　歯科助手　受付　歯科技工士
外部関係者・契約者に○	税理士　社労士　コンサルタント　事務委託　技工所　その他(　)
現状での問題点	
具体的な希望	

現状把握のための数字　＊可能な場合のみお書き込み下さい

一ヶ月平均 収支一覧 (円)	医業収入　保険　自由　その他	
	(変動費)　医薬品　材料費　技工等の委託費	
	(固定費)　人件費　原価償却　その他	
現況	診療所面積　ユニット数　カルテ保有数	
一ヶ月間で見た 平均的な数字 (実数・もしくは率)	一日の患者数	
	一日の新患	
	一日の再診	
	一日のリコール患者数	
	一日のキャンセル数	
	一か月来院数	

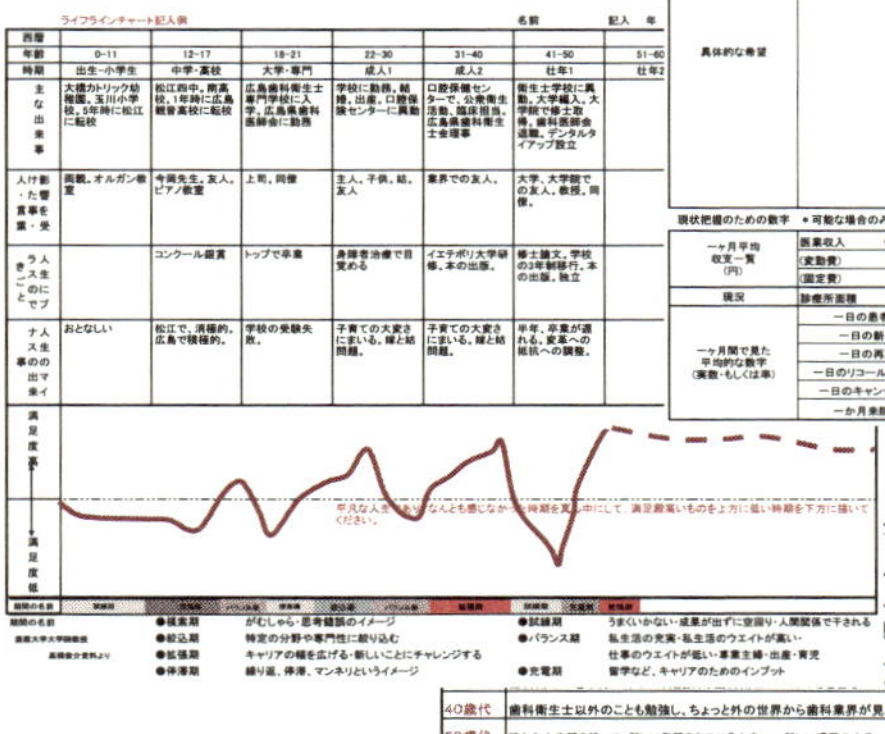

送りたい。歯科業界の発展のために歯科衛生士として尽くしたい。

想の人生

伝えることができる人生・・・がむしゃらな人生

40歳代	歯科衛生士以外のことも勉強し、ちょっと外の世界から歯科業界が見れる人生・・・発展的な人生
50歳代	確かな人生観を持って、新しい発想をおこせる人生・・・・新しい感覚の人生
60歳代	自分ができることのそうまとめの人生・・・納得の人生
70歳代	穏やかな人生
80歳代	

戦術　　人生の節目・・・学校・就職・離職・結婚・出産・子育・離婚・倦怠期・更年期・退職など

	私の年齢	(主人)の年齢	(長男)の年齢	(長女)の年齢	(　)の年齢	家族の節目	私の目標	目標達成のためにすべきこと
平成　年	○46	52	○22	19		私退職、長男卒業	大学院で修士論文の作成	社会学・社会科学においての学会参加
平成　年	47	53	○23	○20		長女卒業、修行、長男帰郷、	大学院卒業、修士取得・海外視察	論文完成・学会発表・本の出版(キャリア)
平成　年	48	54	24	21			キャリア・アップのための資格取得	キャリア・アップのための現場視察
平成　年	○49	55	25	22			働く仕組み作りの提案	本の出版(マネジメント)
平成　年	50	56	26	○23		長女帰郷	情報発信(誌面)	働く仕組み作りの展開
平成　年	51	57	27	24			情報発信(誌面)	組織固め・人的充実
平成　年	52	58	28	25			情報発信(論文)	実践の学問的裏付け
平成　年	53	59	○29	26		長男出店	情報発信(論文)	新しいシステムの確立
平成　年	54	○60	30	27		主人退職		
平成　年	55	61	31	28				

それぞれの年齢に転機時点で○

井上善海資料より改編(小原2005)

A 過去を振り返り、なぜ歯科医師になったのかを思い出そう

ライフラインチャートで自分の歴史を振り返る

誰もが多くの人々とのかかわり合いの中で生きています。

ここで、生まれてきてから現在までの歴史を書き出してみましょう。自分の生きてきた中でどんなことを体験したのか、影響を受けた事項、人、言葉、成功体験や失敗体験を書き出してみると、短い人生であってもターニングポイントをいくつも乗り越えてきたことがわかります。

書いてみると、うまくいっていると思う時期の前には、多くの場合悩んでいたことが解決したり、充実した時間を得ていたりします。うまくいっていると思っている期間があったとしても、いつの間にかマンネリ化していて自分の成長が止まっていたりと「自分にとっていい時期が必ずしも成長しているとき」でないことがわかります。

人生は、深く考えると、いろいろな方との出会いの中にあります。苦しいときにかけてもらった一言が、人生を切り開くきっかけになっている場合もあります。感謝の気持ちを持って「人生シート」を埋めてみましょう。そして、シート下段に自分自身の人生の満足度を曲線で描いてみてください。人生は山あり谷ありです。しかし、これからの未来については少しだけ上向きにしてプラスイメージで臨んでみましょう。自分の未来は自分で切り開くしかありません。

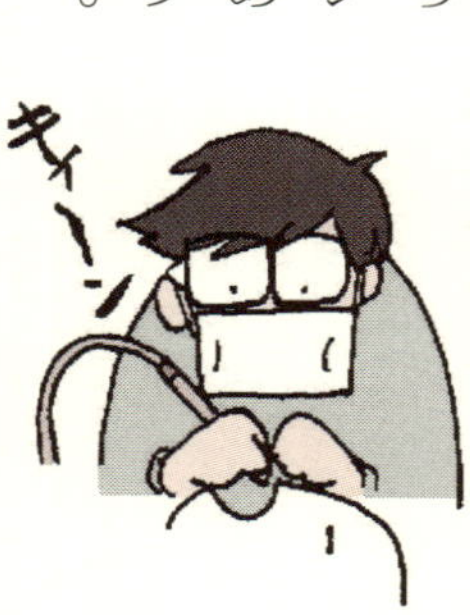

人生シート

名前　　　　記入　年　月　日

西暦									
年齢	0-11	12-17	18-21	22-30	31-40	41-50	51-60	61-70	70-
時期	出生-小学生	中学・高校	大学・専門	成人1	成人2	壮年1	壮年2	高齢1	高齢2
主な出来事									
影響を受けた事・人・言葉									
人生にプラスの出来事									
人生のマイナスの出来事									
満足度高↕満足度低	平凡な人生であり、何とも感じなかった時期を真ん中にして、満足度の高いものを上方に低い時期を下方に描いて下さい。								
期間の名前									
期間のイメージ	●成長期　何かに興味を持ち自分にてらし合わせる ●模索期　がむしゃらに試行錯誤を重ねる ●移行期　特定の分野や専門性に絞り込み努力する ●確立期　キャリアの幅を広げる・チャレンジを続ける ●維持期　一見安定しているが停滞、マンネリというイメージ ●下降期　うまくいかない・成果が出ずに空回り・人間関係が難しい ●バランス期　私生活の充実・仕事のウエイトが低い・主婦業・出産・育児・介護など ●充電期　留学など、キャリアのためのインプット								

B 未来を描いてみよう

人生設計　人生の十カ年戦略を立てる

人生は長いと考えがちですが、計画を立ててみると人生は短いことがわかります。どんな人生を歩むのかは、自分自身のイメージで固まっていくものです。

三つのことをイメージします。

一つ目は、自分はこんな人生を歩みたいという大きなテーマを書きます。

二つ目は、自分はどうありたいかという姿を十年ごとにイメージします。

三つ目は、十年間の変化を家族の年齢構成で表していきます。

人は決して一人ではありません。家族の成長とともにあります。人生の節目は自分だけにあるのではなく、接している人達との関係においてやってきます。

自分が思った通りに自由に行動できる時期はそう多くありません。

ゴールを目指して、人生計画を立てましょう。

十年は思った以上に短く、思い描いた十年後の自分であるためには、五年先をイメージし、五年先の自分になるためには一～二年先の目標を立てて、イメージして今を過ごさなければなりません。

人生は短い。それを実感するシートです。

『輝く華の歯科衛生士』の本を参考にされてください。　じっくりと、考えてみてください。

名前　　　　　　　　年　　月　　日記入

どんな人生でありたいか

年代	私の理想の人生
20歳代	
30歳代	
40歳代	
50歳代	
60歳代	
70歳代	
80歳代	

人生の節目…学校・就職・離職・結婚・出産・子育・離婚・倦怠期・更年期・退職など　家族やかかわりの強い方々の人生と一緒に考えてみましょう

	私の年齢	(　)の年齢	(　)の年齢	(　)の年齢	(　)の年齢	家族の節目	私の目標	目標達成のためにすべきこと
平成　年								
平成　年								
平成　年								
平成　年								
平成　年								
平成　年								
平成　年								
平成　年								

それぞれの年齢に転機時点で○

井上善海資料より改変（小原 2005）

C 今を見つめる

歯科医院の現状を主観的・客観的に考える現状把握シート

自分の歯科医院は一体どのような状態にあるのでしょうか。一度は主観でいいですのでどんどん書き込んでみてください。スタッフ一人一人を思い出しながら書いてみましょう。

しかし、現状把握のための数字を記入する段階で、状況をさらに静かに見つめ直すことができます。数字は、今までの努力してきたその成果だからです。結果として出ている数字が、歯科医院の成績であるのです。

それは目標でなく、あくまで「結果」であると認識してください。

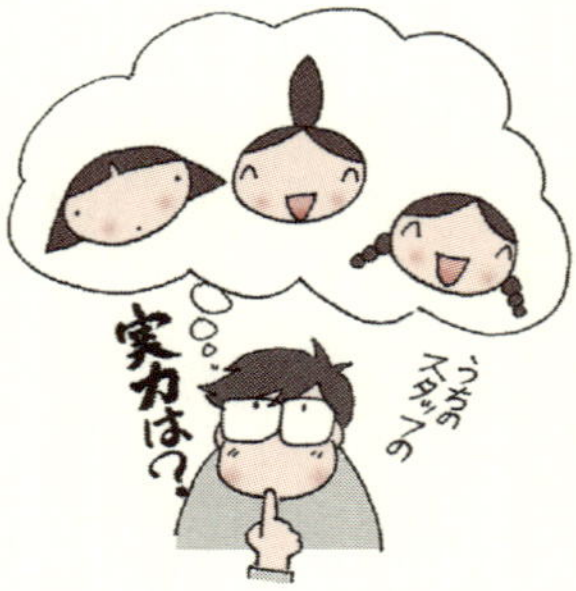

歯科　　　　年　　月　　日状況

チームメンバーの確認

職種	名前	院内での役割	特徴	年齢

個々の尊重と、人間関係から仕事中心への大人社会への変革

現状把握シート

年　月　日

歯科医院名			
住所　電話・メールアドレス	〒	電話：　メール FAX：	
歯科医師（経営者）名		生年月日	（　歳）
従業員数	歯科医師　歯科衛生士　歯科助手　受付　歯科技工士		
外部関係者・契約者に○	税理士　社労士　コンサルタント　事務委託 技工所　その他（　）		
診療時間	：〜：／：〜： ：〜：／：〜：	休診日	
現状での問題点			
具体的な目標			

現状把握のための数字　＊可能な場合のみお書き込み下さい

一カ月平均 収支一覧 （円）	医業収入	保険	自由	その他
	（変動費）	医薬品	材料費	技工等の委託費
	（固定費）	人件費	減価償却	その他
現況	診療所面積	ユニット数	カルテ保有数	
一カ月間で見た 平均的な数字 （実数・もしくは率）	一日の患者数			
	一日の新患			
	一日の再診			
	一日のリコール患者数			
	一日のキャンセル数			
	一カ月来院数			

D いよいよ理念を考える

歯科医院の存在価値を考える理念分析シート

理念とは、「わが歯科医院の役割は何ですか」という質問の答えです。ミッションとも言われますので、使命と同義語です。まさしく「命を使ってまでもやりぬくことは何ですか」という問いに対する答えです。

ビジョンとは、理念達成のために「私達は何をしたいのか」という質問の答えです。これは「患者さんに対して」「スタッフに対して」そして「社会に対して」を考えて書き表します。

戦略は、ビジョンを達成するために五～十年スパンで行うことです。

戦術は、戦略を行うために一～三年スパンで行うことです。

ここまで書けば、やっと組織としてやるべきことが視えてきます。

ただし、一文字一文字がスタッフの方々に誤解を生むことなしに共通用語として使えるかと確認するために、辞書を使って言葉の意味を調べていきます。誤った日本語の使い方がないか、また、調べていくうちにもっと適した語句が見つかれば訂正を加え、何度も何度も「それはどういう意味なのか」という問いを自分にかけてみてください。すべての答えが理念と一致していなければなりません。

この理念を作る作業は通常、三カ月を有しています。

院長、がんばってください。

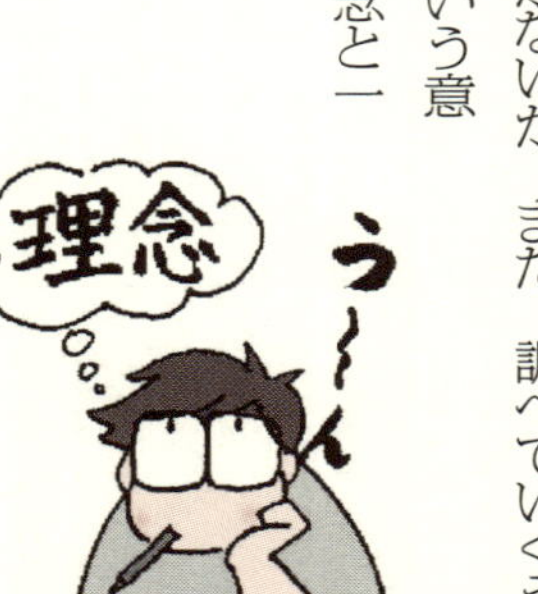

理念

ビジョン	戦略	戦術

理念なくして組織は動かず

理念公開の日だった。

だれもが心が震えるほどの瞬間を体験する。

院長が涙を流され、スタッフのみなさんと涙した。

「感動」というものではないかもしれない。

先生ご自身の人生を共に感じ、幼いときの記憶や、親に対する感謝、スタッフのみなさんに対する信頼など、ちょっとした言葉に涙が出る。

半年近くも人生を語り合った結果、覚悟すべきと言葉にした理念。


これからは、院長は語り続けるだろう。

高い志。

これからは、一致団結できるはず。

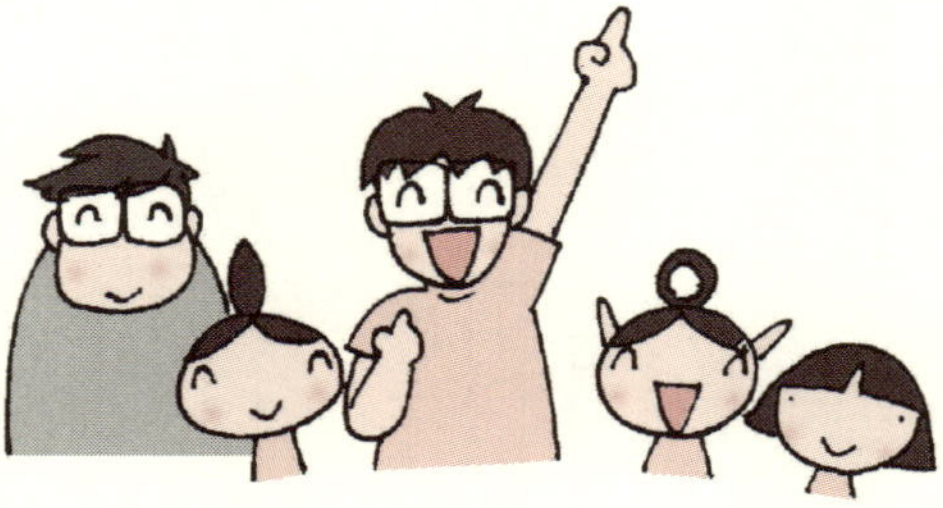

E チームをまとめるための情報共有の手段

理念の公開が終わりスタッフ全員がやるべき方向が見えたとき、それぞれの立場で自らが行うべきことを考えるチャンスを得ることができます。

院長の指示のもと個人の強みを生かして権限委譲を行い、情報の共有を進めていきましょう。

情報の共有にはコストがいります。

だから、時間をとって話し合わなければなりません。

朝礼、昼休憩の有効活用、診療後、定期ミーティング。全勤務時間の五パーセントを情報共有の時間にあてることを意識して時間をとらなければ、理念は決して浸透しません。

院長はチーフを片腕として、次の内容をみんなで話し合ってみてください。H～Lまでを一気に会議として時間をとった場合、六時間ほどかかります。しかし、一度とことん情報を共有し話し合ってみると、目指すものが見えてきます。

F	←	G	←	H	←	I	←	J	←	K	←	L
歯科医院の状況を把握する		スタッフの強みを見つける聞き取り調査		組織としての強みと弱みを確認する（SWOT分析）		組織が何に力を入れているかを確認する		私達は、誰に何をどのように提供するのかを確認する		組織での役割を確認する（組織図）		一年間で行うことを確認する

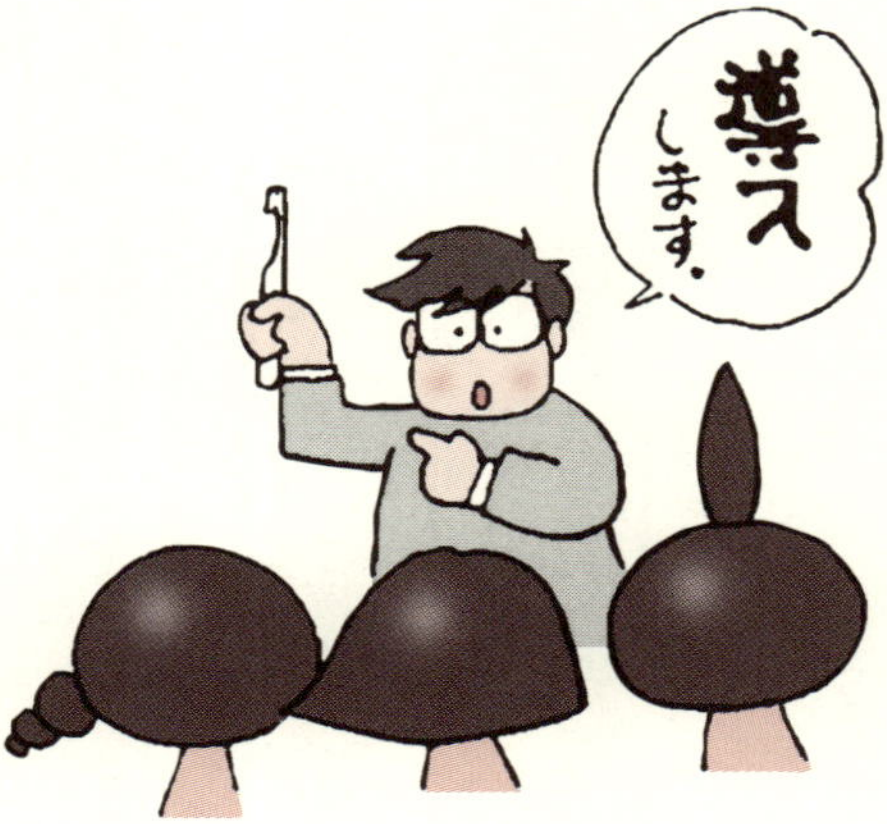

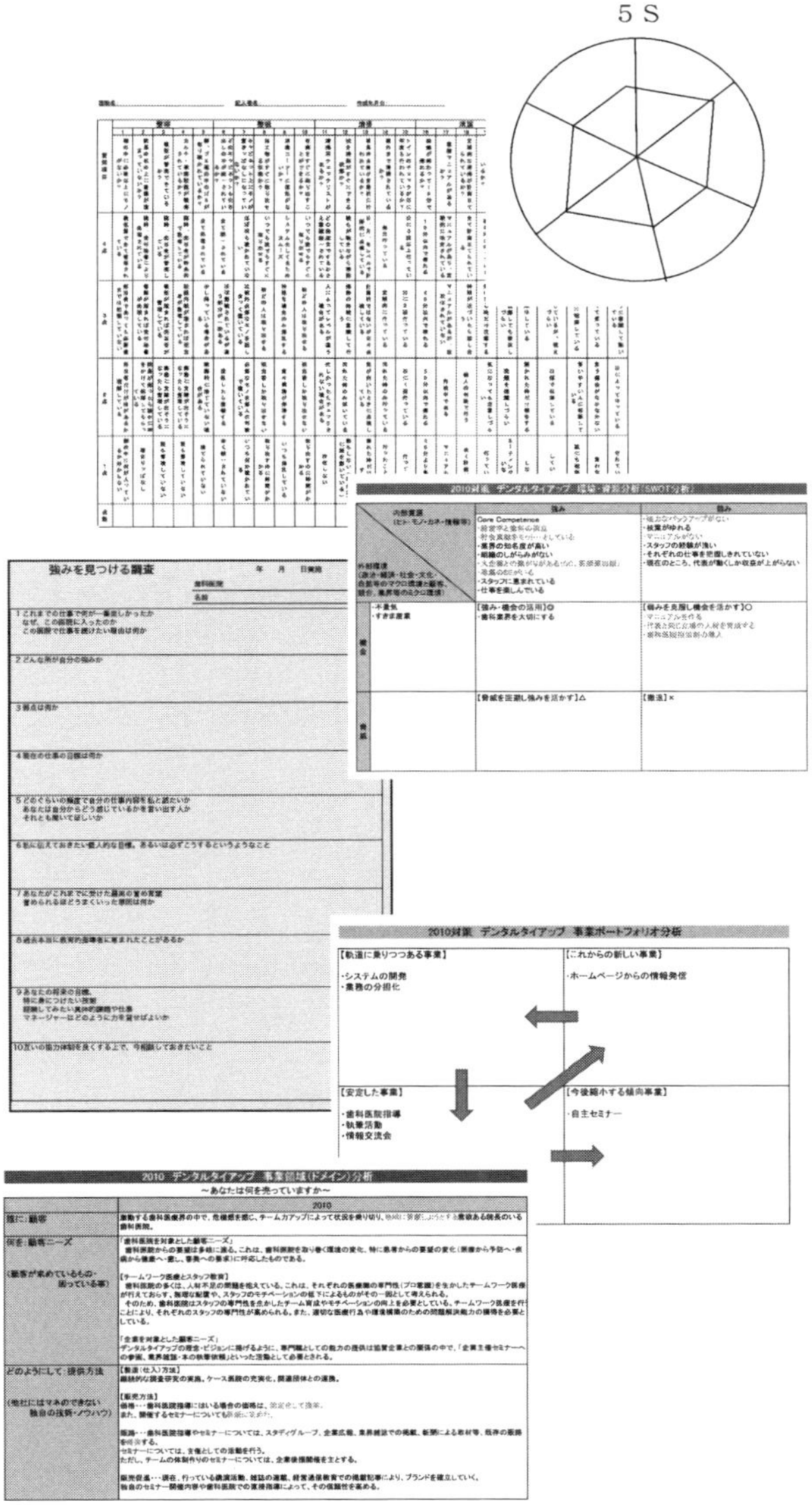
5 S
強みを見つける調査
年　月　日実施
歯科医院
名前
1 これまでの仕事で何が一番楽しかったか
なぜ、この医院に入ったのか
この医院で仕事を続けたい理由は何か
2 どんな所が自分の強みか
3 弱点は何か
4 現在の仕事の目標は何か
5 どのぐらいの頻度で自分の仕事内容を私と話したいか
あなたは自分からどう感じているかを言い出す人か
それとも聞いてほしいか
6 私に伝えておきたい個人的な目標、あるいは必ずこうするというようなこと
7 あなたがこれまでに受けた最高の褒め言葉
褒められるほどうまくいった原因は何か
8 過去本当に教育的指導者に恵まれたことがあるか
9 あなたの将来の目標、
特に身につけたい技能
経験してみたい具体的課題や仕事
マネージャーはどのように力を貸せばよいか
10 互いの協力体制を良くする上で、今相談しておきたいこと
2010対策　デンタルタイアップ　環境・資源分析（SWOT分析）
内部資源（ヒト・モノ・カネ・情報等）
外部環境（政治・経済・社会・文化・自然等のマクロ環境と顧客、競合、業界等のミクロ環境）
強み
弱み
Core Competence
・業界の知名度が高い
・組織のしがらみがない
・スタッフに恵まれている
・仕事を楽しんでいる
・検業がゆれる
・スタッフの経験が浅い
・それぞれの仕事を把握しきれていない
・現在のところ、代表が動くしか収益が上がらない
機会
・不景気
・すきま産業
【強み・機会の活用】◎
・歯科業界を大切にする
【弱みを克服し機会を活かす】○
脅威
【脅威を回避し強みを活かす】△
【撤退】×
2010対策　デンタルタイアップ　事業ポートフォリオ分析
【軌道に乗りつつある事業】
・システムの開発
・業務の分担化
【これからの新しい事業】
・ホームページからの情報発信
【安定した事業】
・歯科医院指導
・執筆活動
・情報交流会
【今後縮小する傾向事業】
・自主セミナー
2010　デンタルタイアップ　事業領域（ドメイン）分析
～あなたは何を売っていますか～
2010
誰に：顧客
何を：顧客ニーズ
（顧客が求めているもの・困っている事）
どのようにして：提供方法
（他社にはマネのできない独自の技術・ノウハウ）
「歯科医院を対象とした顧客ニーズ」
【チームワーク医療とスタッフ教育】
「企業を対象とした顧客ニーズ」
【製造（仕入）方法】
継続的な調査研究の実施、ケース医院の充実化、関連団体との連携。
【販売方法】
セミナーについては、主催としての活動を行う。
ただし、チームの体制作りのセミナーについては、企業後援開催を主とする。
独自のセミナー開催内容や歯科医院での直接指導によって、その信頼性を高める。

F 歯科医院を全体の目で確認する

歯科医院の状況を把握する5Sのチェック

5S（整理・整頓・清掃・清潔・躾）は、すべてのスタッフが関与できる仕事です。したがって、全員が同じ立場で歯科医院を評価できる唯一のものであるでしょう。だからこそ、基本となる組織力を確認することができます。

『5Sで仕事の視える化』（一八四～一八七頁）でもチェック表を掲載しました。再チェックしてみてください。

また、これをレーダーチャートで示してみると、組織の強みが確認でき、スタッフ全員で話し合えます。

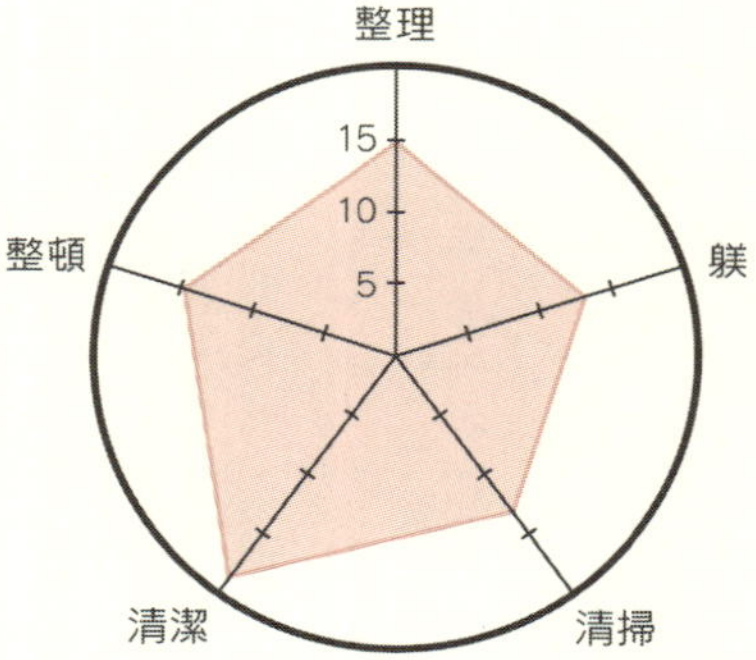

		評価項目	4点	3点	2点	1点	点数
整理	1	棚の中に必要以上にモノがないか?	最低限ですべて管理されている	担当者であっても必要量までは把握していない	担当者だけが何があるか理解している	棚の中に何が入っているか分からない	
	2	院長の机の上に書類がたまっていないか?	随時、受付秘書により処理されている	書類がたまれば受付秘書が処理している	院長が困ったら誰かに声をかけて処理してもらっている	たまりっぱなし	
	3	模型が管理できているか?	随時、担当者が管理している	模型がたまれば担当者が管理している	業務に支障が出そうになったら管理している	誰も管理していない	
	4	カルテ・業務記録が整理されているか?	随時、担当者が時系列で整理している	記録用紙がたまれば担当者が整理している	業務に支障が出そうになったら整理している	誰も整理していない	
	5	朝、ゴミ箱の中のゴミが取り除かれているか?	すべて処理されている	少し残っている場合がある	意識的に捨てていない場合がある	捨てられていない	
整頓	6	どのキャビネットも引き出しの中が統一されているか?	すべて統一されている	ほぼ整頓されているが違う部分が一部ある	混乱したら整頓する	全く統一されていない	
	7	キャビネット上にモノが置きっぱなしになっていないか?	ほぼ何も置かれていない	比較的必要なモノを話し合って置いている	必要なモノを個人の判断で置いている	いつも何か置かれている	
	8	技工物がすぐに取り出せる状態か?	いつでも誰でもすぐに取り出せる	ほとんどの人は取り出せる	担当者しか取り出せない	取り出すのに時間がかかる	
	9	消毒コーナーに混乱がないか?	システム化してるためスムーズ	特殊な場合のみ混乱する	たびたび業務が停滞する	いつも混乱している	
	10	在庫をすぐに取り出すことができるか?	いつでも誰でもすぐに取り出せる	ほとんどの人は取り出せる	担当者しか取り出せない	取り出すのに時間がかかる	
清掃	11	清掃用チェックリストがあるか?	どの程度まで掃除するかきちんと意識統一されている	人によってレベルが違う場合がある	忙しかったらチェックされない場合がある	存在しない	
	12	拭き掃除がすぐにできる状態か?	誰もが動きながら掃除している	掃除の時間に意識して行う	汚れたときのみ拭いている	誰もしない（物品の下に紙を敷いている）	
	13	器具の点検が定期的に行われているか?	日、月、年レベルで計画的に点検している	計画的ではないが日々点検している	気が向いたときに点検している	壊れたときだけ修理に出す	
	14	隅々まで清掃されているか?	毎日行っている	定期的に行っている	汚れたときのみ行っている	行ったことがない	
	15	トイレのチェックが日に何度も行われているか?	日に3回以上行っている	日に2回行っている	日に1回行っている	行っている	
清潔	16	診療が終わって10分で帰れるか?	10分以内で帰れる	20分以内で帰れる	30分以内で帰れる	30分より長くかかる	
	17	業務マニュアルがあるか?	マニュアルがあり、定期的に改定されている	マニュアルがあるが、改定はされていない	作成中である	マニュアルがない	
	18	定期的な清掃が計画立てられているか?	すべて計画立てられている	時期が近づいたら話し合う	個人の判断で行う	全く計画がない	
	19	服装チェックを毎日しているか?	朝礼時に行っている	気になるときだけ注意する	気になっても注意しづらい	行っていない	
	20	ミーティングで問題をいつも解決しているか?	解決している	問題を提議しても解決しづらい	問題を提議しづらい	ミーティングを行っていない	
躾	21	与えられた業務の報告をいつもしているか?	いつもしている	意識はしている	聞かれたときだけ報告する	しない	
	22	いつもいないメンバー（シフト制）に対して連携するための業務連絡ができる体制にあるか?	文書化して視える状態にしてある	文書化しているが、視えづらい	口頭で伝達している	していない	
	23	困ったときに相談できる体制にあるか?	いつも相談している	担当者に相談している	言いやすい人に相談している	誰にも相談しない	
	24	「ありがとう」が普通に言える体制か?	いつも自然に言っている	心がけて言っている	言う機会がなかなかない	言わない	
	25	予約時間は守れているか?	いつも守っている	守るように意識して動いている	日によって守っている	守れていない	
合計							

80点以上合格！

G 適材適所で能力を発揮してもらう

スタッフの強みを見つける聞き取り調査

経営に関する調査は時として、驚くほどの数字を対象とした結果から導き出されます。

『まずルールを破れ。優れたリーダーはここが違う』（マーカス・バッキンガム＆カート・コフマン著）は、百万人の従業員と八万人のマネージャーの意見や信念がまとめられた本となっています。その中で、部下との面接で質問することとして紹介されているのが次の**図28**の質問です。

部下の長所や目標、そして要求を洗い出す目的で出されていますが、歯科医院でも是非行ってみてください。

練り込まれた質問とは不思議なものです。質問されて答

強みを見つける調査　　　　年　月　日
実施

歯科医院＿＿＿＿＿＿＿＿
名前＿＿＿＿＿＿＿＿

1	これまでの仕事で何が一番楽しかったか なぜ、この医院に入ったのか このいいんで仕事を続けたい理由は何か
2	どんな所が自分の強みか
3	弱点は何か
4	現在の仕事の目標は何か
5	どのくらいの頻度で自分の仕事内容を私と話したいか あなたは自分からどう感じているかをいい出す人か それとも聞いてほしいか
6	私に伝えておきたい個人的な目標。あるいは必ずこうするというようなこと
7	あなたがこれまでに受けた最高の誉め言葉 誉められるほどうまくいった原因は何か
8	過去本当に教育的指導者に恵まれたことがあるか
9	あなたの将来の目標、 特に身につけたい技能 経験してみたい具体的課題や仕事 マネージャーはどのように力を貸せばよいか
10	互いの協力体制を良くするうえで、今相談しておきたいこと

図28
マーカス・バッキンガム＆カート・コフマン：まず、ルールを破れ。すぐれたマネージャーはここが違う。日本経済新聞社、2000をもとに小原作成

えている人が穏やかな顔つきに変わるのがわかります。時として昔を思い出し、かかわってきた人に対する感謝の気持ちを述べられます。スタッフの何人かに涙を見ることもあります。院長から「小原さんは、何をスタッフの人と話しているのか。面談した後のスタッフの顔が違う」と言われることがあります。それは、この選抜かれた十の質問をしているからなのです。

H 歯科医院の向くべき方向を確認し合う

組織が何に力を入れているのかを考える

歯科医院の方向性を、みなさんで話し合って書き込みます。現在「軌道に乗っている安定した事業」。「軌道に乗りつつある事業」。「これからの新しい事業」。そして新しいことを行うためには、何かを縮小・撤退しなければならないこともあります。「今後縮小する傾向事業」です。あふれんばかりに水の入ったコップには水は入りません。少ない人数で活動している歯科医院です。すべてのことができることなどありません。

例えば話し合っているときの会話は次のようになるでしょう。

「私達の歯科医院では、保険の診療が中心で、その中でも補綴（義歯）は、保険以外のものも力を入れている。それに耐えられる予防管理も、軌道に乗っているので安定した事業としよう。小

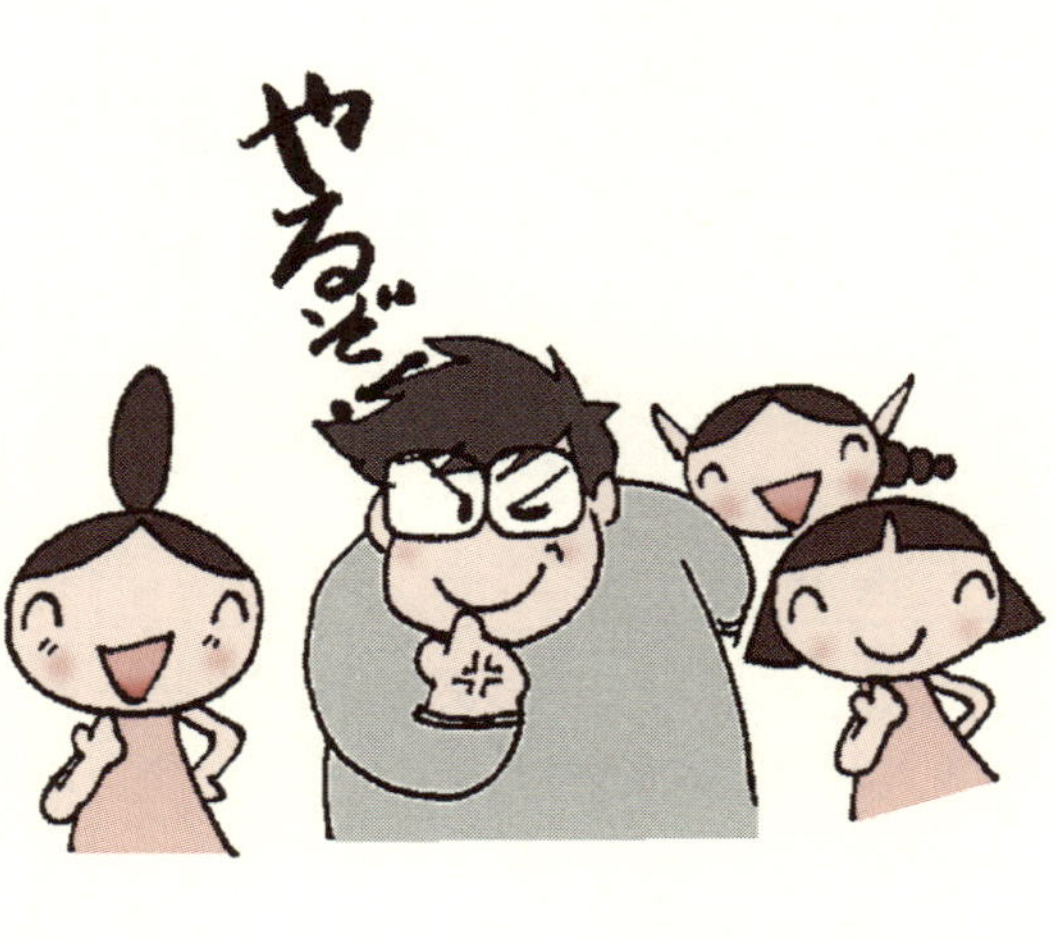

児の床矯正にも力を入れているので、患者数は増えてきている。だから軌道に乗りつつある事業と考える。でも、インプラントや本格的な矯正はうちではやらない。これは、他院へ紹介しているから、縮小する傾向事業としておこう。ホワイトニングは、自由診療として対応を考えているので、これからの新しい事業とする」

いつも思っていても話すことがない。このような内容の会話が、これからの方向性を全員に静かに浸透させることができます。

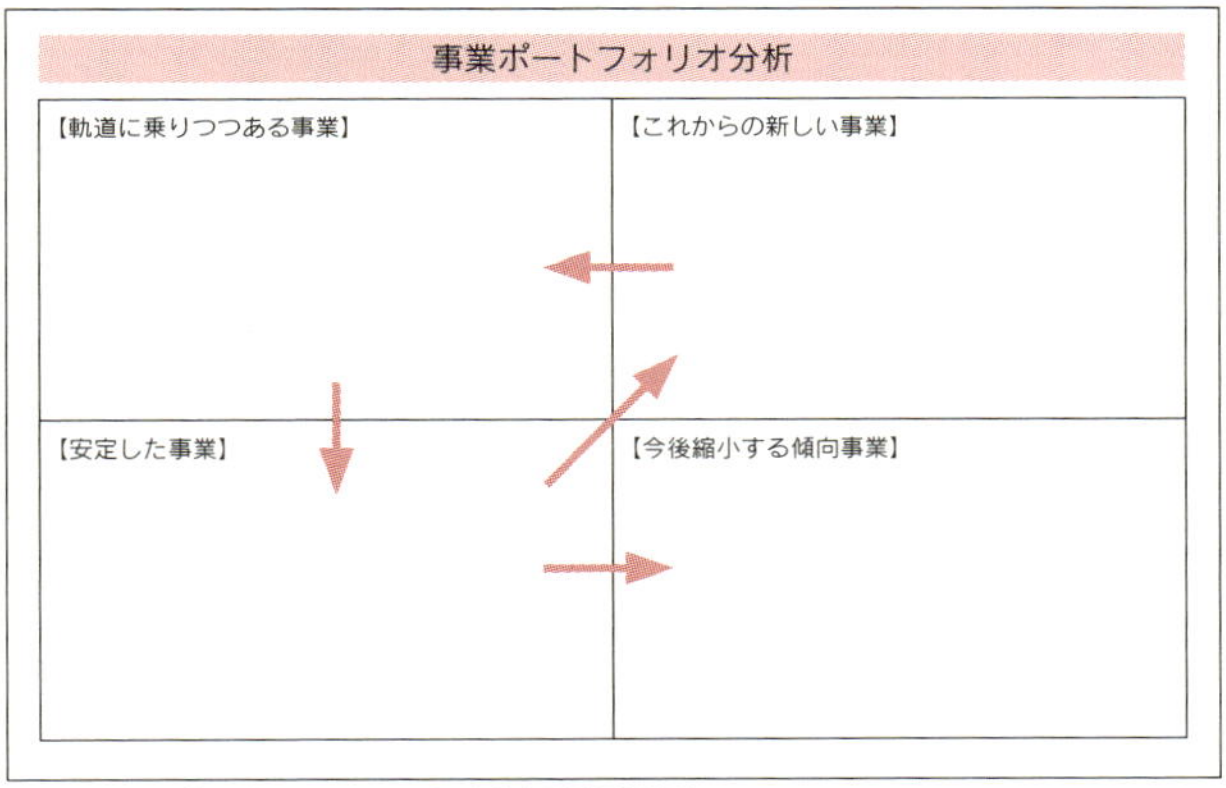

図29　ポートフォリオ分析（簡略版）

Product Portfolio Management（PPM）は本来、多角化して企業を構成する複数事業を「市場成長率」と「相対的マーケットシェア」の２つの尺度を用いて評価して、重点分野・投すべき分野・撤退分野を設定し、効率的な資源配分を目指す目的で使われます。

Ⅰ　組織として持っている力は何なのか

組織としての強みと弱みを確認する

あまり難しく考えず、スタッフ全員で語り合いましょう。

歯科医院の内部資源とは財産であるヒト・モノ・カネ・情報です。この事項で強みとなることと、弱みと考えることをどんどん書き出していってください。

外部環境とは、歯科医院として追い風と考える「機会」と、向い風と感じる「脅威」です。併せて書き出してみましょう。

その後、縦軸と横軸を組み合わせて表の内部を埋めていきます。小さな歯科医院が社会の向かい風に立ち向かうには膨大な労力を必要とします。無理をするより追い風である機会をとらえてどんどん書いていきましょう。

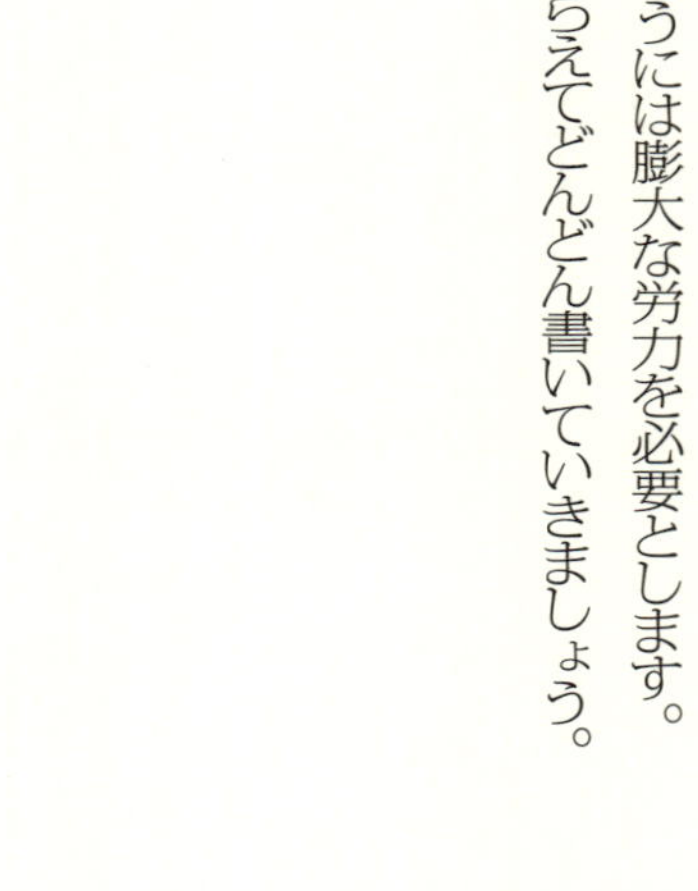

環境・資源分析（SWOT分析）

内部資源（ヒト・モノ・カネ・情報など）／外部環境（政治・経済・社会・文化・自然などのマクロ環境と顧客、競合、業界などのミクロ環境）	強み	弱み
	Core Competence	
機会	【強み・機会の活用】◎	【弱みを克服し機会を生かす】○
脅威	【脅威を回避し強みを生かす】△	【撤退】×

SWOT分析：目標を達成するために意思決定を必要とする組織や個人の強み（Strengths）、弱み（Weaknesses）、機会（Opportunities）、脅威（Threats）を評価するのに用いられる代表的な戦略計画ツールです。

J 誰に何を提供しているのか

私達の行っている事業とは何か　ドメインを絞り込む

歯科医院は小さい組織です。だからすべてのことに本格的に取り組むことはできません。ですから、できることを絞り込み、それに全力で取り組む体制を作ります。

それには三つのことを考えればよいでしょう。

一つ目は、誰が患者さんなのか。

二つ目は、患者さんは何を求めているのか。また、何が困って来られているのか。

三つ目は、どのように提供するのか。ここが最も大切です。

理念やビジョンを十分に理解できないとき、多くの歯科医院がすべての患者さんを受け入れようと考えます。

「急患は断らない」という歯科医院が多いでしょう。

しかし、急患の意味をスタッフ間で統一していないと、それほど自覚症状のない患者さんを受け入れるがために、予約をとって待ってでも来ていただいている患者さんを待たせて迷惑をかけることになります。

「あそこは予約をとっていなくとも診てもらえるから」「突然行っても大丈夫」「予約時間に行ってもいつも待たされる」「予約の意味がない」などの噂話はすぐに広がります。約束を守って来ていただいている患者さんを大切にしないで、どうして地域の方々との信頼関係を築くことができるでしょう。

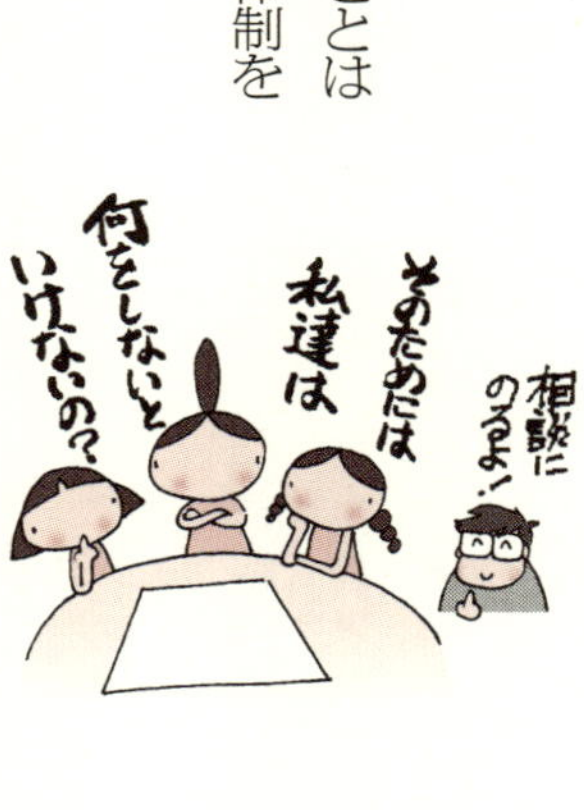

歯科医院が患者さんとの約束を守り、最良の歯科医療サービスを常に提供するという志を持てば、その意

識や行動を求めて患者さんは来られるのです。

患者数は、歯科医院システムを理解してくださり、歯科医院を信頼してくださる患者さんの「口コミ」で増えます。

したがって、何を重要と考える「ドメインの絞り込み」は、とても重要な作業です。

事業領域（ドメイン）

～あなたは患者さんに何を売っていますか～

	（　　）年	（　　）年
誰に：顧客		
何を：顧客ニーズ（顧客が求めているもの・困っていること）		
どのようにして：提供方法（他者にはマネのできない独自の技術・ノウハウ）		

ドメイン：エーベルは、「誰に（市場・顧客層）」「何を（顧客機能・顧客ニーズ）」「どのように（技術）」の３次元からの事業のドメインを定義することを提唱しています。〔エーベル（石井淳蔵訳）：事業の定義―戦略の出発点。千倉書房、1984〕

K 一年をスパッと視えるようにしよう

組織の役割を確認し、一年で行うことを計画する

組織図を作ることは必ず必要です。

スタッフのみなさんに、責任と権限を与えるためです。

誰が何を主として担当しているのか、また、誰の指示のもとで働いているのかは明確にしておかなければなりません。

そうでなければ、院長から与えられた指示は、誰が責任を持って最後まで完結するかがわかりません。

主となる担当がわかれば、一年の計画はスムーズです。ブレーン・ストーミングで話し合いながら、組織の方向性は決まってきます。ブレーン・ストーミングは慣れてくると、それほどの労力は必要ありません。

ここまでくれば、全員で、一年先の未来がイメージできるようになります。

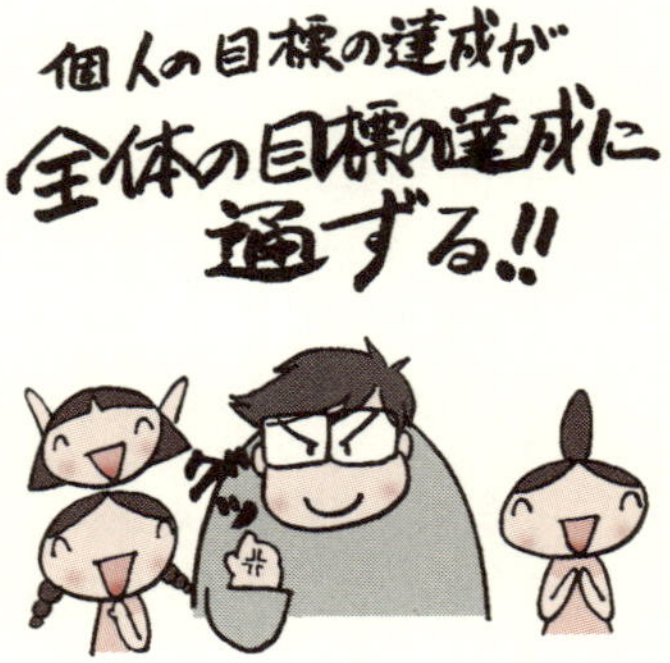
個人の目標の達成が
全体の目標の達成に
通ずる!!

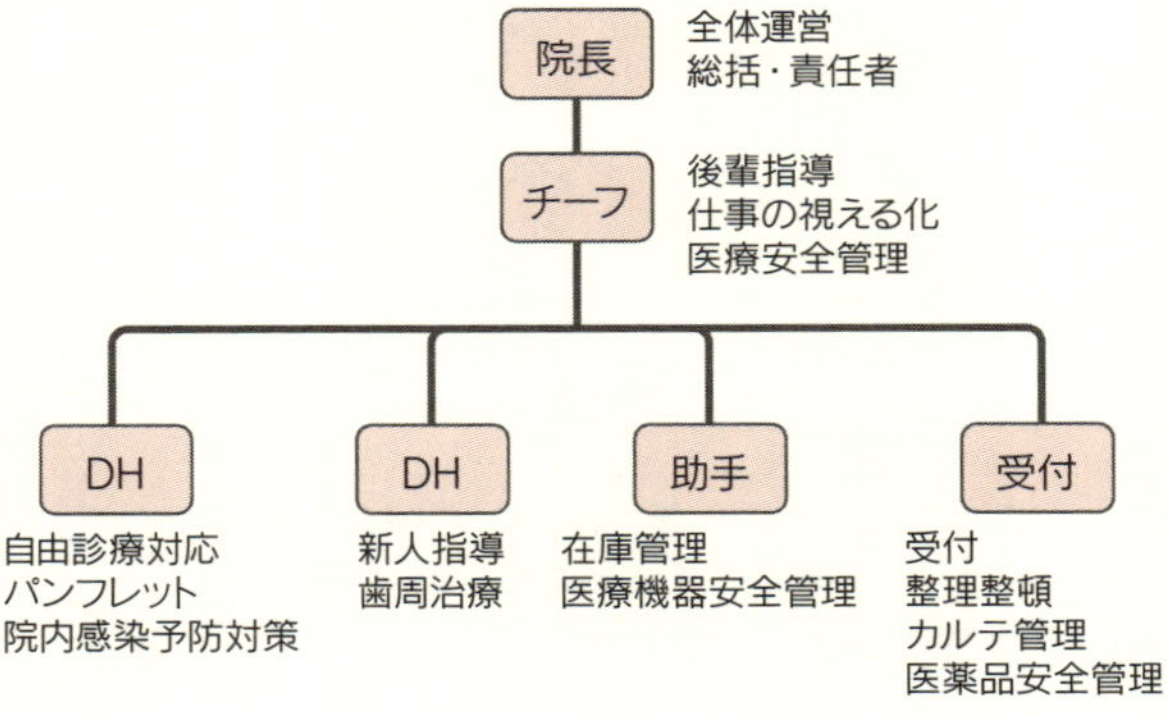

○○年　計画

時期	大項目						
中項目							
前期前半（1月～3月）							
前期後半（4月～6月）							
後期前半（7月～9月）							
後期後半（10月～12月）							

時には覚悟する

先生方から、報告が届く。
改善の方向で動くところあり。難しい状況になるところあり。
いろいろ。
しかし、先生方のメールにぶれはない。
理念に合わせて絶対変革を進める。
ついてこれなかったら、辞めるもよし。
そうです、院長。それでよし。
がんばりましょう。
一緒にできる人でやればいい。
先生の診療所です。
言っていることに間違いはない。
組織に文化が根づけば、普通のことが普通にできる。
志の高い人材で固めていきましょう。
それでこそ、
最善の歯科医療が地域に提供できるはず。

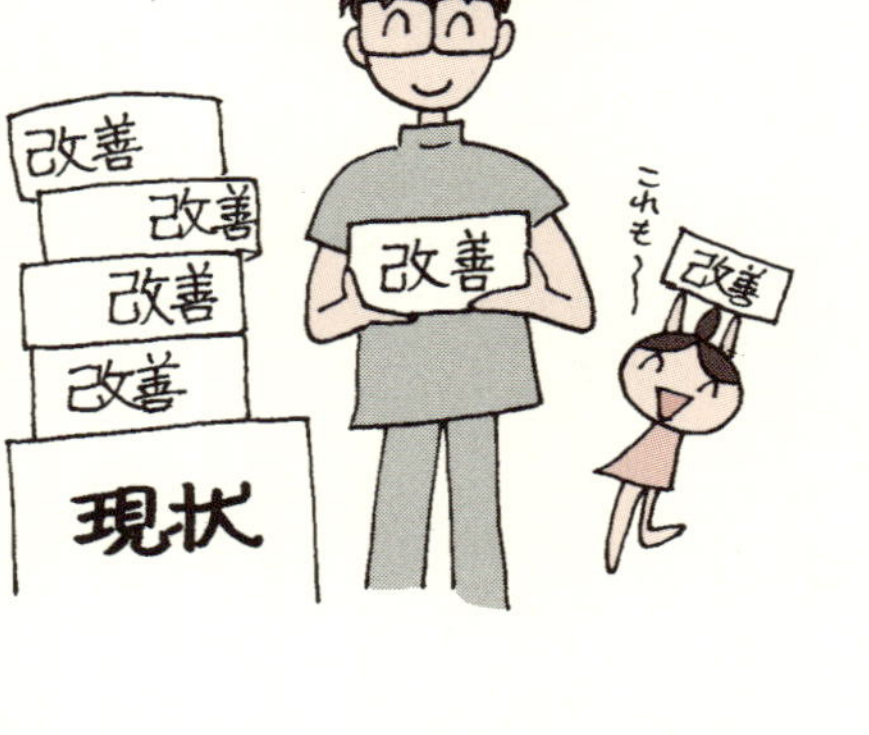
『変革《へんかく》』とは
良《よ》い所《ところ》を残《のこ》しながら、ちょっとした
問題《もんだい》に取《と》り組《く》み、改善《かいぜん》を繰《く》り返《かえ》して
いくことです。
改善
改善
改善
改善
現状
改善
これも〜
改善

第7章

数字をみんなで語り合おう

数字は目標ではなく、やってきたことへの結果である。

だから、知らなければならない。

組織を日々変えていくために。

Human Resources

数字のオープン

こんなことが起こった！

ある先生からメールが届いた。

みんながまとまって、いろいろなことをしてくれているので、明確な数字の目標を出してもいいのではないかという相談の内容だった。

こんなシビアな問題は、メールでは返せない。話をしましょうと返した。

さて、この先生の心配は、

「変革前のことですが、僕が数字を出してくると『先生はお金のことしか言わない』ということで、以前のスタッフから拒否されることがありました。同じことが起こると嫌なんです。本当にどこまでの情報をみんなと共有化したらいいのかを相談したいのです」

「そうですか。よかれと思って言われているのに、そこに引っかかるのかとがっかりしますよね」

「そうなんです。変な風にとらえると、主旨が違ってきますから」

「先生、一つだけ注意しなければならないことがあります」

「何ですか」

「数字をどのような目的に使うかです」

「ハイ？」

「先生は、数字を上げたくて公開されたいのですか」

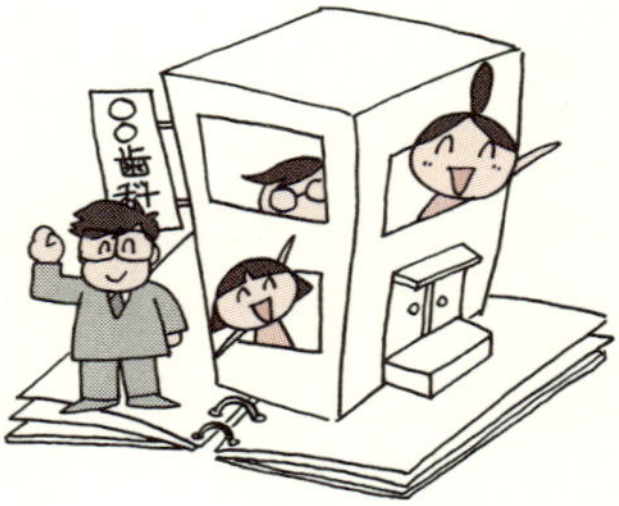

「いえ、そんなことはありません。同じ気持ちでいてほしいのです。ミーティングでいろいろと話し合ってきました。数字についても、抵抗なく話ができるともっといい状態を作れるのだと思います」

「そうですか。みんなで一生懸命やっていることが結果として、数字にどのように現れるかということですネ。数字は、いわゆる『成績表』ですネ」

「そう思います。どうでしょう。公開できますか」

「わかりました。いつも話し合っている協議事項の一つとして、数字を出していきましょう。私達がついていています。先生、今のお話をみなさんにしていただけますか」

「了解です」


今は、ますます活発な議論が進められる歯科医院となっています。

数字は目標にすると、組織としての行動が狂うときが出てきますが、数字は患者さんからの評価です。

真摯に受け止め努力を続けましょう。

1 数字の視える化

1 もし、数字がなかったら…

野球やゴルフ、その他いろいろな競技では得点を表すためにスコアをつけます。

もし、野球のスコアボードに得点が示されなかったら、選手も観客も混乱してしまいます。スコアボードで試合の途中経過が見えるからこそ、試合中にでも作戦が練られ、数字による結果をみることで、今までの努力やその人の人生を感じ取ることができます。

数字は、客観的に現実を見るための道具です。

歯科医院でも同じことがいえます。それぞれが業務を遂行し、全員が一丸となって歯科医院の活性化を図っていくときに、数字によるスコアは重要なものです。

行ってきたことに対する成果として表される数字がなければ、どこに改善が隠されていて、その対応に緊急性があるのかもわかりません。普通に数字を語れる体制にしてみましょう。

2 スタッフで確認できる数字

歯科医院において受付で、日々確認できる数字は次のようなものです。朝礼やミーティングなどで確認し合うことができます。

●数の確認

患者数・新患数・キャンセル数・定期メインテナンスの患者数

●お金の確認

保険診療収入・自由診療収入・窓口での口腔ケア商品類　など

●状況の確認

片付けの時間、帰る時間、有給休暇の残日数、研修への参加日数　など

歯科医院は、歯科医業という経営を行っていますから、患者さんから受ける診療収入やいろいろな経費など数字で表すことができます。

まず一回目の公開ではわかりにくいですが、ミーティングなどで経過を追うとどのようにみなさんが努力しているかが視えてきます。少しずつ理解していきましょう。

3 受付の数字を扱う対応レベル

数字をいつも扱っているのは、受付です。

お金という大切な数字を直接担当しています。しかし、受付でお金の収支が合わないということはありませんか。一つの基準として受付の対応レベルを示しておきましょう。

●受付のレベル

Aランク…合わない頻度が一年に一回程度で、金額も一、〇〇〇円以下
Bランク…六カ月に一回程度合わない
Cランク…毎月合わない

Cランクの場合、人に問題があるよりもシステム自体に根本的な問題があります。ミーティングなどでどんどん発言して改善し、仕組みを作っていきましょう。

2 「財務」と「会計」の知識

1 財務と会計の違い

歯科医院が歯科医療サービスを提供できるということは、お金が動いているということです。お金の話を抜きにして、歯科医院の運営はできません。経営の安定は、数字を知り、理解することで、過去から現在、そして将来を見据えた活動を可能にします。多くの場合は、経営者としての院長と税理士との間で確認されるお金の数字です。

しかし、社会人として、言葉だけでも共通用語を持っているほうが、混乱がありません。

ここでは、大枠を知っておきましょう。まずは「財務」と「会計」の違いです。

財務は、将来を見据えること

会計は、過去と現在を視えるようにすること です。

3 経営を表す三つのツール

歯科医院が活性化しているかの成果を確認するためには、経営の数字を把握しておくことが大切です。経営を表す三つのツールを知っておきましょう。

1 いつの段階で表したものなのか

財務三表とは、

「貸借対照表（ある時点での財産）」、

「損益計算書（過去の一定期間の活動による収益と費用）」、

「キャッシュフロー（過去の一定期間のお金の流れ）」です。

それぞれの特徴を知っておきましょう。

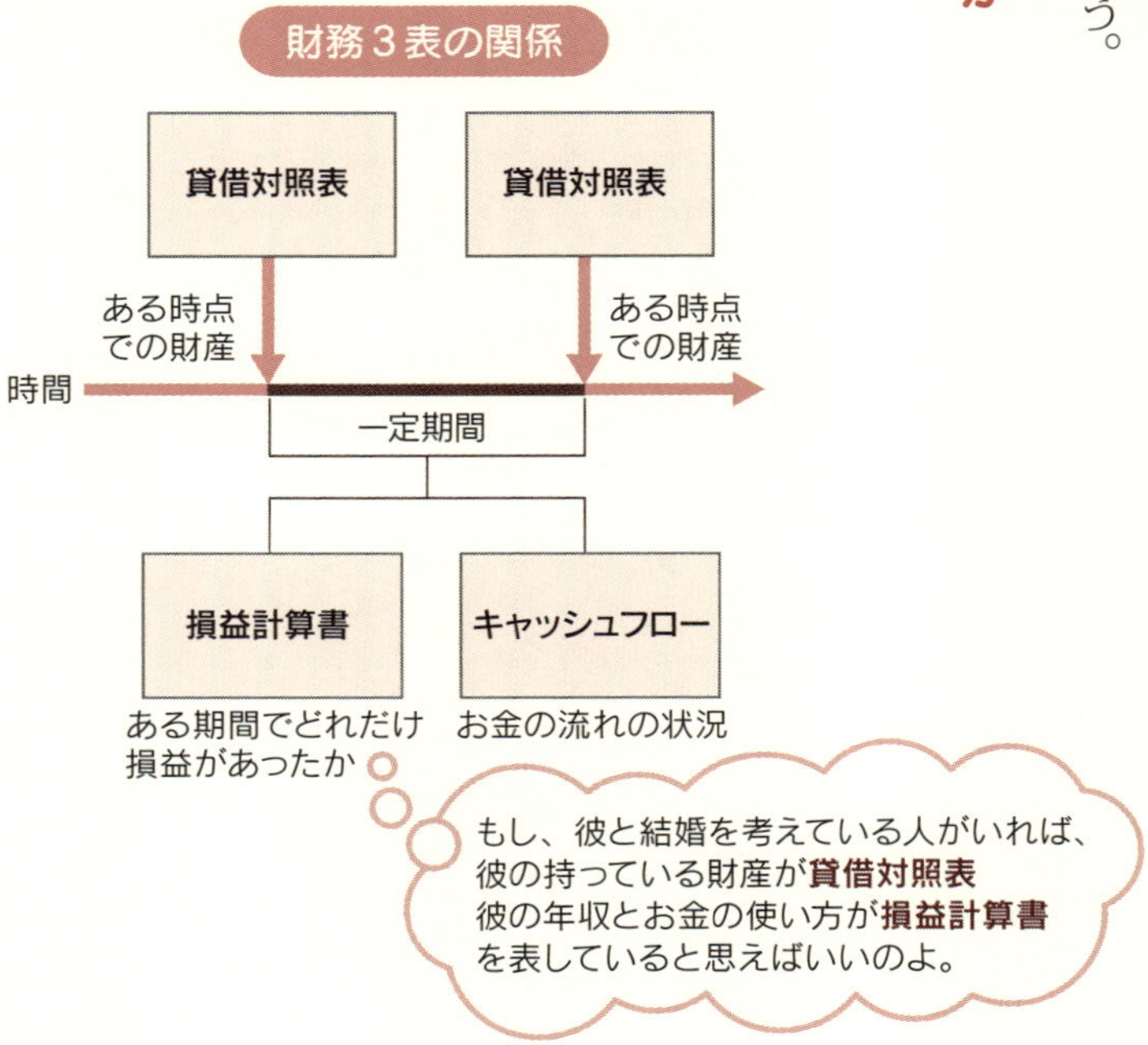

図30

2 損益計算書はみんなに知ってもらいたい

この中で、損益計算書のイメージは、『輝く華の歯科衛生士―これからの歯科医院経営をチームで考える―』（詳細はこちらをご覧ください）、『5Sで仕事の視える化』で図式として示してきました。今度も復習しておきましょう。

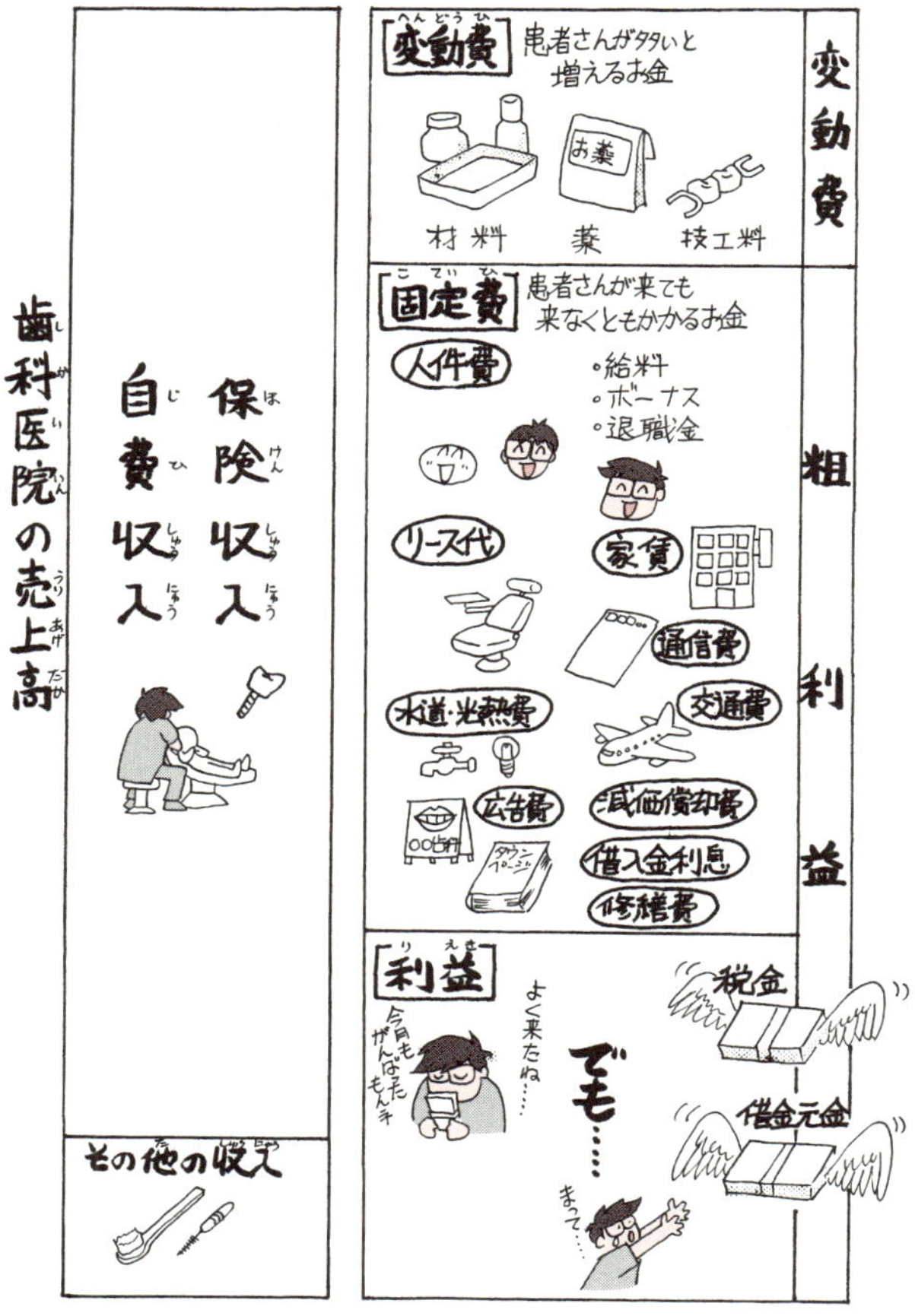

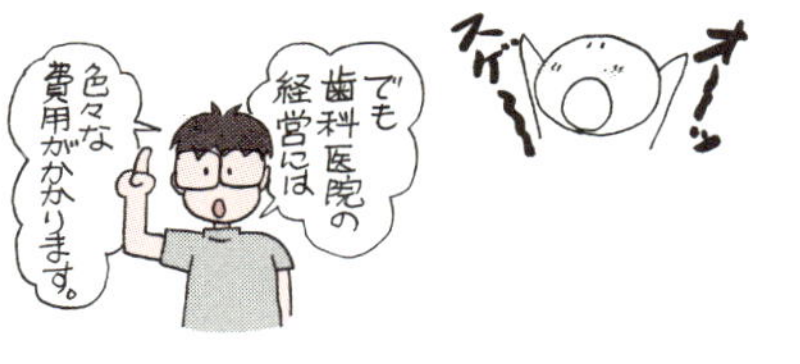

スゲ〜
オー!!
でも歯科医院の経営には
色々な費用がかかります。

歯科医院の経営状況を安定するためには、二つの考えがあります。

「収入を伸ばす」・「支出をおさえる」です。

収入は前頁の図の左の部分で、保険診療収入・自由診療収入・窓口での口腔ケア商品類です。

支出は右側の変動費と固定費です。

変動費は、材料や技工所などの外注費を指しています。患者さんが増えると自然に支出が増える部分です。

固定費は、歯科医院の運営をする部分です。人件費、家賃、通信費、交通費、リース代、減価償却費、借入金利息、修繕費などを示します。患者さんが多くても少なくてもかかる毎月大きく変わらない支出です。

収入が少なくとも、「家賃を安くして」など言えません。

また、人を減らせば当然固定費は抑えられますが、人材なくして診療は成り立ちません。

したがって、スタッフとして特に気を付けて取り扱うべきものは、変動費なのです。

本当に必要なものを必要数で管理して、視える化していきましょう。

さて、「貸借対照表」と「キャッシュフロー」の確認は、院長の仕事です。

みんなで語り合うことまではなかなかないので、ここでは触れないことにします。

いつか、語り合うときが来ましたら、一緒に勉強していきましょう。

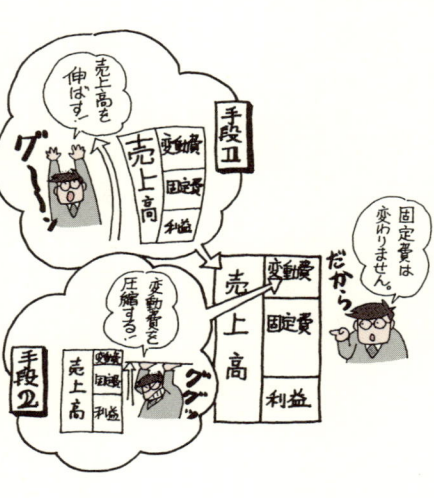

厳しい時代と言うけれども
患者さんは求めている
「自分の健康を守るところはどこなのか」と

人材不足と言うけれども
優れた人は山ほどいて
世の中、職場を求めている

いつも組織は問われるだろう
人を伸ばしてまとめる仕組み
手間をかけ、信じて感謝する心

キャリアも年も関係ない
その体制が組織を育てる
志高く、社会に貢献し続けよう

外界との接触で視野を広げる知らないことを自覚したとき

伊藤歯科クリニック　チーフ　森岡里紗

ある日のこと、以前に勤めていた歯科医院で担当していた患者さん（五十代、女性）と、食事をすることになり待ち合わせ場所のホテルのロビーへ向かった。するとそこには患者さんだけではなく、三十～五十代くらいまでの男性四人もいた。呆然としている私を見つけた患者さんは、『あっ！こっちこっち！こちらは歯科衛生士の森岡さん』と、その方々に私の紹介をしてくれた。突然のことに『？』となっている私をよそに、患者さんの案内で食事会場へ。

お店に入ったところで、名刺交換が始まり、私も一人ひとりと交換した。『持ってきていてよかった～』と、心の中でほっとしていると、その中の一人の方が『歯科衛生士さんって名刺持ってるの？凄いね！』とのこと。すると、他の人達も『初めてもらった～！』『こんなのあるんや～！』と感心している様子。『いつ渡すの？』との質問に、歯周治療を歯科衛生士が行う際に、担当する患者さんにお渡しして、名前と顔を覚えてもらうんですと説明。みんな私の名刺に興味津々のようだった。

食事が始まり、会話が弾んでくるにつれ、どうやらここにいる人達は全員、患者さんの会社の取引先の人達であることがわかってきた。名刺を見てみると、保険会社、飲料水の会社、携帯会社、製薬会社など、さまざまな企業が集まっていた。季節柄か、いつの間にか、話題はボーナスについてになった。話を聞いていると、それぞれのボーナス事情は異なるようで、企業の利益によっては通常通りに出るところ、減ってしまうところがあるようだった。歯科医院に勤める私にとってのボーナスとは、あらかじめ給料の何倍か就業規則で定められていて、利益とは関係なく規定通りに支払われるものだと思っていた。それなのにどうだろう。ここにいる人達は、まず、今年の自社の経営状況を考え、そこから自分達に配分されるであろう賞与の額を考えている。私を除く全員がその考え方なのだ。そのギャップに気付いたときに、もらえて当たり前という自分の考え方をもの凄く恥ずかしく思った。企業の利益なしに、個人の賞与などはありえないという、世間一般での常識が自分にはなかったことに気がついた。

よく考えてみると、名刺もそうだ。何年か前、同じ時期に就職した友人たちも、研修期間が終わると同時に会社から支給された自分の名刺を嬉しそうにくれたものだった。仕事をするうえで信頼関係を築くためには、自分がどこの誰で何をしているのか、相手に理解し、覚えてもらうことは欠かせないことなのだと今更ながら感じた。

今回の異業種の方々との交流では、歯科での常識と世間の常識との間にはギャップがあるのだということを感じた。そして、その常識からずれてしまうことは、一社会人として世の中の流れを把握できていないことと同じなので、非常に怖いことだと思った。仕事、会社、給料などに対してのとらえ方を変えていく必要性を考えさせられた、とても充実した食事会となり、改めてそんな機会を与えてくれた患者さんに感謝の気持ちでいっぱいになった。

第8章

歯科医院から出て外部の研修を受ける

職場外研修を目標を持って受ける

職場以外での研修会の情報は、山ほどあります。

日本歯科衛生士会、都道府県歯科衛生士会、地元歯科医師会、メーカー企画、地元ディーラー主催など、一年を通して研修会がない時期などありません。

業界での新聞、雑誌を開けば、受講することができる研修会がいつでも紹介されています。

歯科医院では、将来の目標に合わせて、戦略的に研修を受ける必要が出てきます。その場合は、次の仕事を任されると自覚して積極的に受講しましょう。

もし、受講料を歯科医院に負担していただけるのならば、お給料がアップしたのと同じことです。歯科医院はあなたを後方から支援してくれています。

その場合、目的を明確にして、目標を持って受講の申込みをしてください。

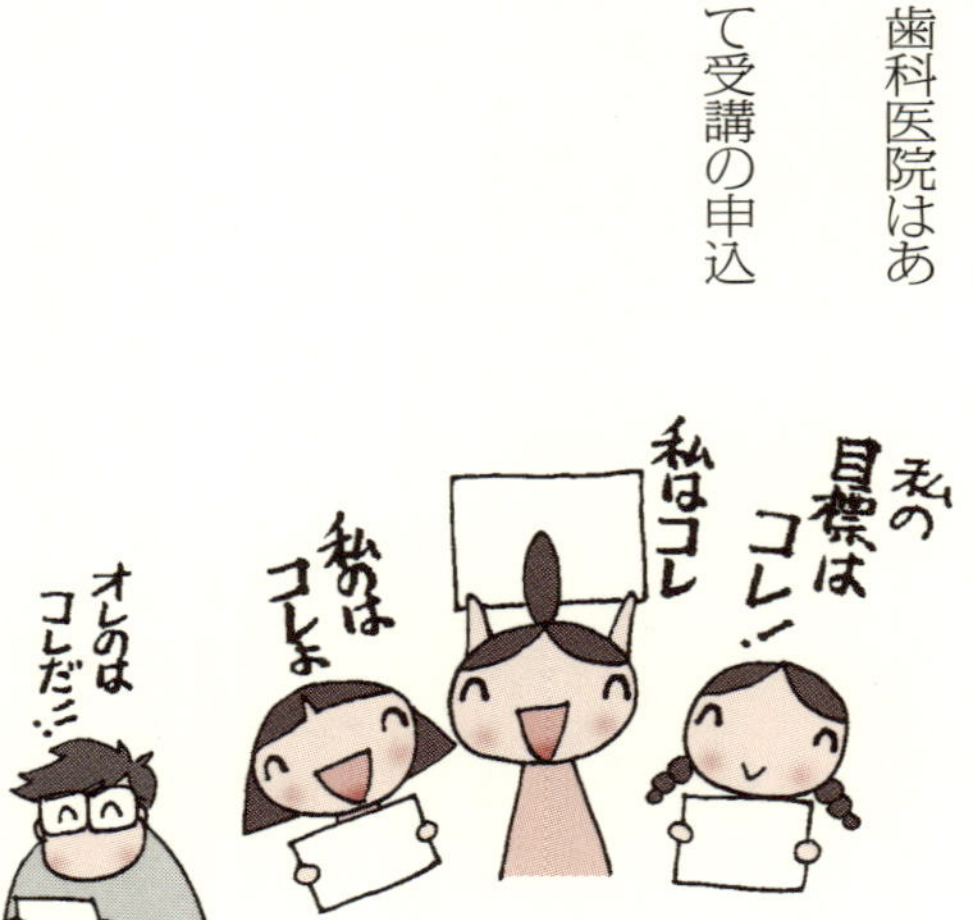
私の目標はコレ!
私はコレ
私のはコレよ
オレのはコレだ!!

Ｏｆｆ-ＪＴに参加する

①不明確な参加の理由

ある歯科医院に行ったとき、参加する研修会についての話が出た。

今回は、研修会に三人のスタッフが参加するという。興味があるという理由だった。

しかし、これは要注意。なぜ、三人も参加する必要があるのだろう。

一言苦言を入れておいた。

「決まっているのだから行くしかない。しかし、今後の研修は一人が原則。高いセミナー受講料を払っていただくのだから遊び気分で行ってはだめだよ」


次に私がこの歯科医院に行ったときに、セミナーで配布された資料を見せてもらった。

患者さんへの自由診療を含めてのプレゼンテーションを、どのようにするのかという内容が主だった。

「どうだった」

「よかったですヨ」

スタッフの一人が返事をした。

配布資料をよくよく見ると、基本的な礼節、心理学、多少のお金に関する内容になっていた。

その中でいいことが書いてあった。

「髪型」についてである。

「顔を覆う髪は要注意。あくまで清潔感が必要」とあった。

しかし、このときの参加メンバーの髪型は、前や横の髪が顔にかかっていて、学習されていない。

行っていない残りのメンバーのほうが、きれいに束ねていて清々しい。

これは、どういうことだろう。

三人からの報告は、ミーティングで時間をとってするということだったので、その場では何も言わないことにした。

②研修は一人で行って鍛えられて来い

患者さんの予約がとぎれたときに、セミナーに参加したメンバーを一人呼んで質問をした。

「自由診療についての提案のセミナーだったでしょう。例示はあった?」

「ありました。PMTCを自由診療でやっている歯科医院の話でした」

「そう、自由診療重視の診療所?」

「ハイ」

「一日何人の患者さんが来られるって?」

「二十人弱です」

「スタッフの数は?」

「たしか…」

「ユニット数は?」

「わかりません」

「どのくらいの割合で導入しているって?」

「わかりません」

「質問しなかったの?」

「質問する時間を作っていらっしゃらなかったんですヨ」

「終ってからの名刺交換は」

「してません」

「わかった。いいよ」

ミーティングのとき、どのような報告がされたかは想像がつくだろう。

彼女らは、少し恥ずかしい気持ちでいたはずだ。危機感を持って貪欲に本気で行かなければ、研修会などそんなものだ。

「どういうことだ」初めて一喝した。

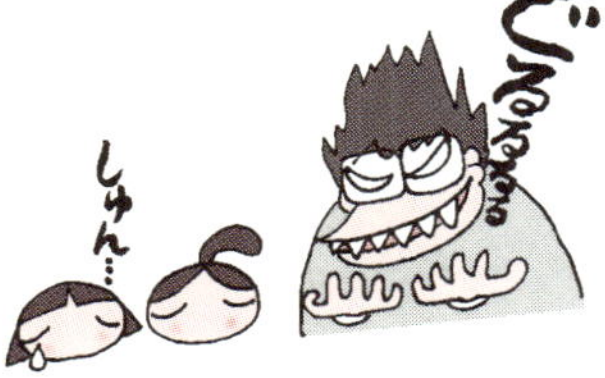

院長が「研修会に行ってほしい」と言っても、誰も行かないという診療所は少なくありません。だから、彼女達が行きたいと希望したのは、よいことなのです。ただ残念なのは、自分の仕事の中で、何を知りたくて、何を得たくて、何を導入したくて行きたいかなのです。
興味がある程度ならば、教養として個人で行けばいいだけのことです。
自分で自腹を切って行けば、もっと貪欲に聞いて、歯科医院に導入できることがあるかもしれません。
行く前に聞いてください。

「今回の研修会に参加する目的は何なのか。あなたは私達に何を提供できるようになるですのか」と。

そして、院長、チーフは熱く語らなければなりません。

私達の理念を。

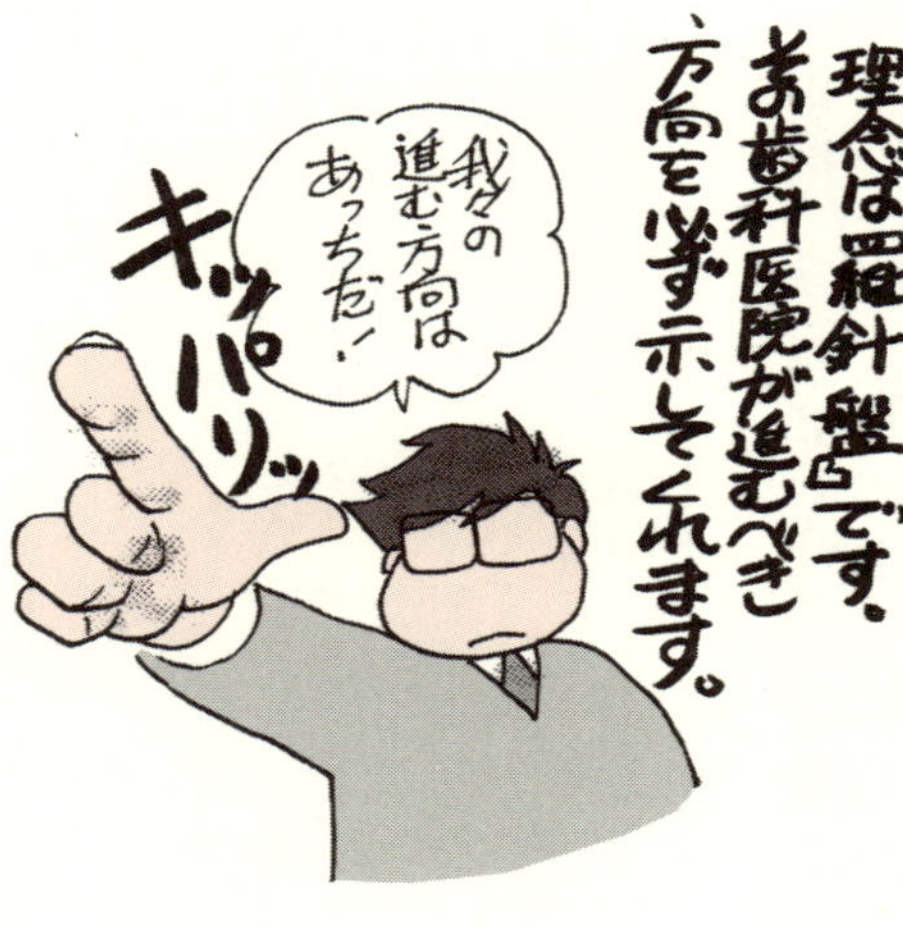
理念《りねん》は『羅針盤《らしんばん》』です。お歯科医院が進むべき、方向を必ず示してくれます。
我々の進む方向はあっちだ！
キッパリッ

自己啓発

さて、あなたは外部の研修会に参加したことはありますか。

あるとき「日経ウーマン」に、手取り二十万円の女性の自己投資額は、一カ月平均一万二千円と記事が出たことがあります。全給与の六パーセントです。

私も、「給料の五パーセントは自分の豊かな人生のために、自己を高める教養の部分に投資をしよう」と声かけをしています。お買いものをするとき、百円の大根を買って、「あ〜、今日も五円の消費税を取られた」って思わないですから。それほど五パーセントは、負担を感じにくい金額です。

しかし、考えてみると手取り二十万円なら一カ月一万円。年間で十二万円になります。このお金を自分の成長のために使うからこそ将来に値打ちが出てくるのです。

何でもいいと思います。

- **習い事をする**
- **スポーツをする**
- **通信教育を受ける**
- **資格を取る**
- **勉強会に参加する**
- **専門書を買う**

時には、映画を見たり、本を読むなどもいいでしょう。

旅行に行って、その国や地域の文化に触れることもありです。

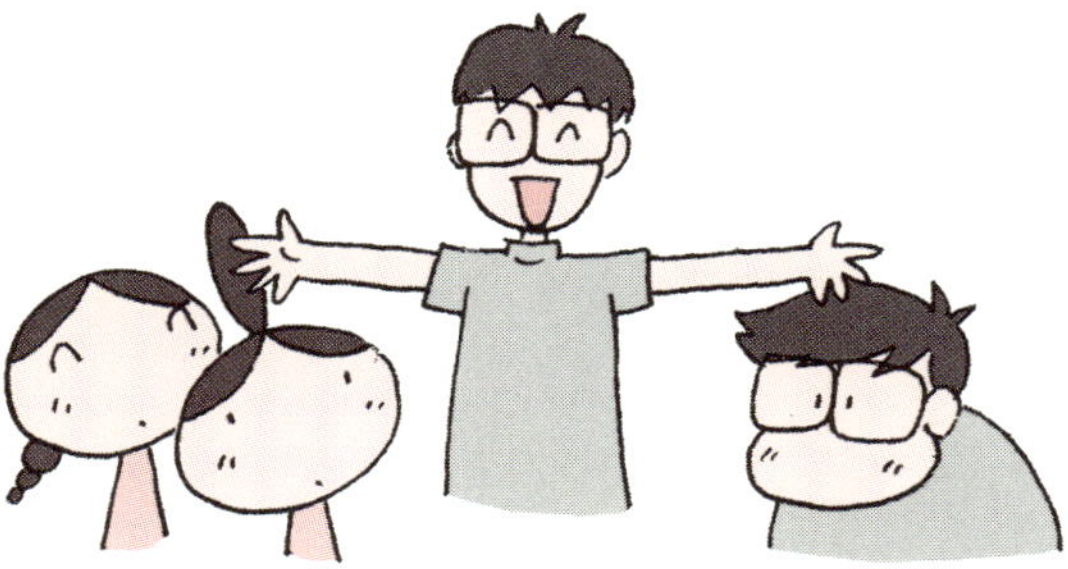

また、自腹で高額な研修を受けることにもチャレンジできます。

高い受講料のセミナーは、講師が素晴らしいのは当然のことでしょう。そのため、参加される方々が高い向上心を持っている場合が少なくなく、そこでの名刺交換がネットワーク作りにつながることもあります。

豊かな人生は、自分自身で築き上げていくものです。

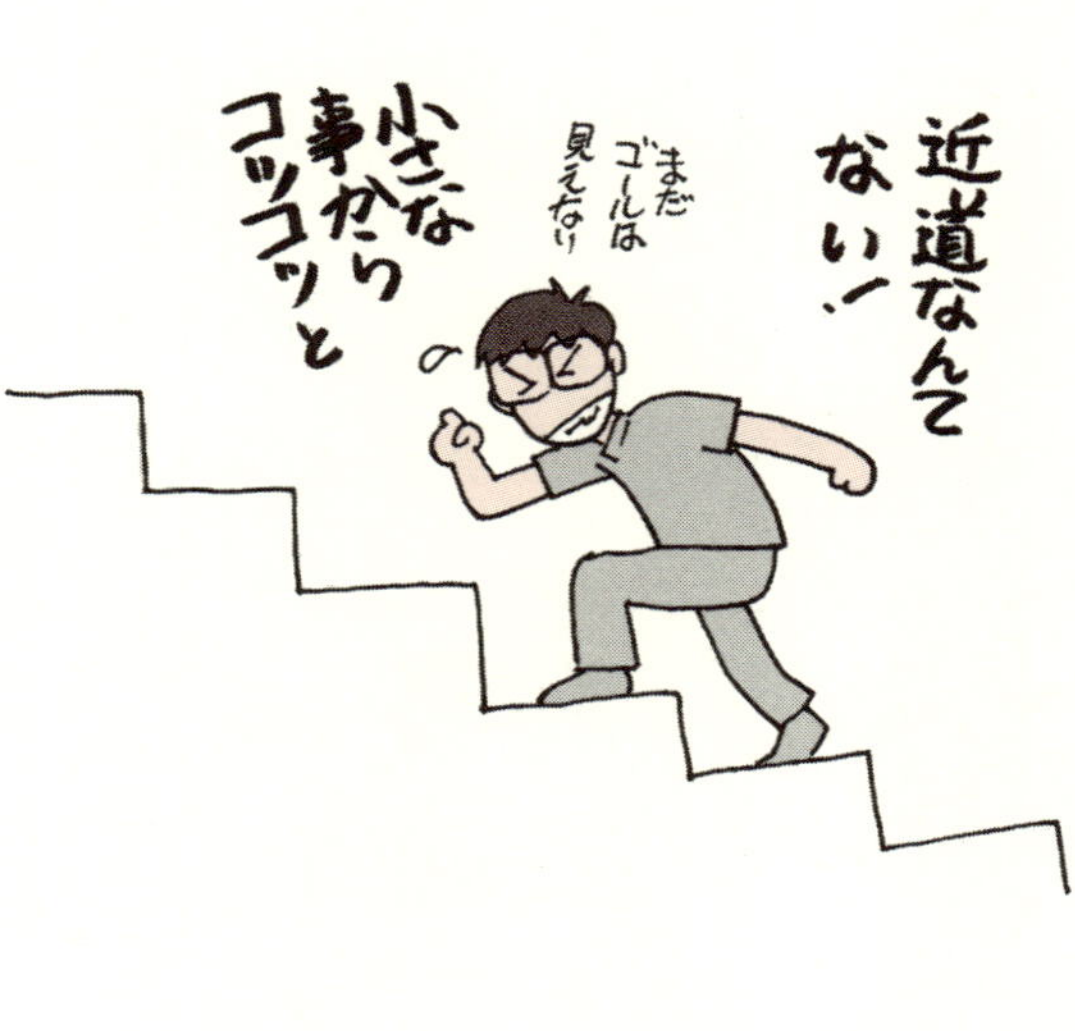
近道なんてない！
まだゴールは見えない
小さな事からコツコツと

それでも成長しないスタッフがいれば

歯科医院は、それぞれの人の人格を尊重しなければなりません。誰にも得手不得手があります。

新しいことは誰もがわからず、理解するまでには時間がかかり、どれだけベテランであっても、新しい歯科医院に移れば、システムを理解するまでには三カ月はかかると言われています。

できないのは、その人個人の資質だけに問題があるわけではありません。

人材育成の担当者は、おごり高ぶりを持つことなく、個人の素質を認めほめて育てることを意識する必要があります。それでも成長が見られないスタッフがいれば、原因は二つです。

一つは、そのスタッフ自身に問題があります。

能力がない、気力がない、やる気がないなどです。

二つ目は、組織の問題です。

育成できる仕組みがない。その能力を確認する手段がない。スタッフに対する思いやりがない。

この本では、組織の問題を解決できるように話を進めました。それでも十分とは言えません。問題は全くなくなることなどありません。だから、どう取り組むべきなのか、いつも**チームで話し合い、その解決に取り組まれてください。**

こんなことが起こる

歯科衛生士の業務態度の変化

あるとき、一人の歯科衛生士の勤務が怠慢になったことがある。

遅刻が目立ち、言われたことが期日までにはできないことが続いた。

院長は、近頃の勤務状況を説明し、できていないことを強く叱った後に、これからは一日に行った業務をレポートとして提出するように指示を出した。

「これができないと解雇もありえる」という強い口調で説明し、それを聞いた彼女はシクシクと涙を流した。

しかし、出された業務のレポートは、院長の満足できるものでなく、院長は何度も呼び出しをして、注意をすることを繰り返した。

あるとき相談を受け、次のように返事をした。

①業務は減らすが基本

「その歯科衛生士は、仕事は遅いかもしれませんが、のんびり屋で穏やかであり、なごみの人です。歯科衛生士が一人しかいない時期もあり、彼女が歯科医院を支えてきました。今は多くの歯科衛生士がいますが、その中で、彼女の存在を認めてらっしゃいますか」と質問した。

院長にやれと言われれば、スタッフはやらざるをえない。業務レポートもその一つ。彼女だけに課せられた屈辱的な宿題。しかし、今のことさえ精一杯なのに、それに加えて業務を増やすのは逆効果だ。

「日々やっている歯科衛生実地指導記録やカルテの整理を充実させ、与えた仕事が消えないようにホワイトボードへ記入するなどで、業務を増やすことなく、『仕事を視える化』したほうがよいと思います」そのときには、こんなアドバイスをした。

②周りの人の目

「できていない」と追い詰めてしまうときもある。

しかし、人間はそれほど強くないのだ。精神的に疲れてしまうことがある。ましてや、若いお嬢さんが、一人暮らしで夜遅くまでの勤務であり、通勤に一時間以上かかるならば、その生活に潤いがなくなることも当然。失敗したときに、その人の前で大きな溜息でもつけば、何も言わずとも大きなプレッシャーがかかるだろう。しかしこんなときにはプレッシャーをかける人の意識はそれほど強くはない。

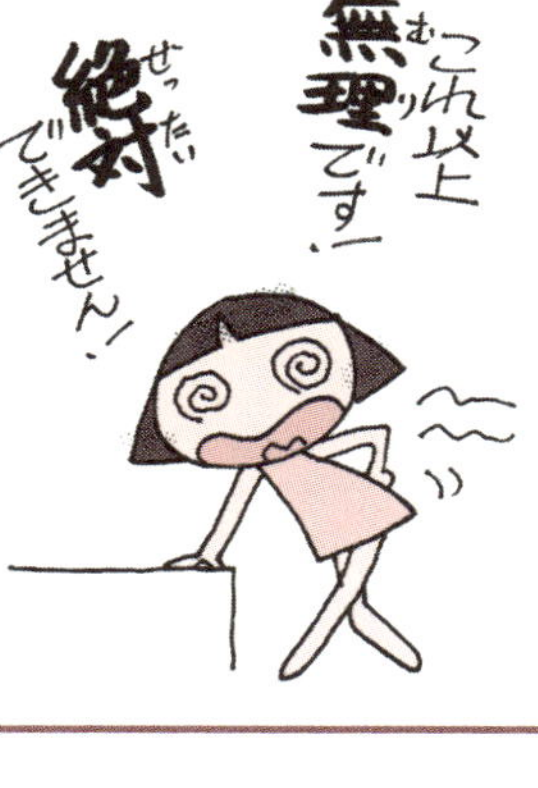

人を育てるときには、その人を理解し、なぜあなたにそれを期待しているかということを伝えて、温かいまなざしと見守りの姿勢を持つこと。そして、最後に本当は期待しているのだという指導者側の思いやりのある言葉をかけること。人を育てるにはそんな度量の深さが試される。

③専門家の力を借りることもあり

やる気が落ちたスタッフが、本当に気持ちが病んでしまっているのならば、専門家の所に連れて行くほうがいい。休養が必要ならば、休んでもらってよし。一人暮らしならば、少しの間、休養のために実家に帰るもよし。

同じ仲間である。

お互い長い一生の中で、ちょっと待つ。そんなときがあってもいいではないか。

④本当にやる気がないならば

何度注意しても聞く耳がなければ、一緒に仕事をすることは難しい。

辞表が出たとき、歯科医院はただ暖かく見守ってあげてほしい。患者さんから別れの言葉と感謝の言葉がかけられ、スタッフのみなさんからも「今までありがとう」という言葉が出てほしい。彼女が「ここに勤めてよかったです」と心から言えて、よき思い出として残るように。

⑤本気でやり直すならば

「そんな態度なら辞めてもらってもいいのだが」と言われたら、あなたは事の深刻さに驚きショックを受けるだろう。

自分がよかれと思ってきたことが、また、これぐらいは許されるだろうと思ってきたことが、社会人として、医療人としては甘かったのだと感じることになる。

それまでに、多くの人が気にかけ、アドバイスをくれ、助けてくれていたのに、気付かぬうちに誰も言わなくなる。そして、最後の言葉が院長から告げられる。

「それでも残ってがんばります。だから、辞めたくありません」もしも、そう頼んだとしても、タイミングを逃していれば、時すでに遅し。

他の職場に移れば、一からのやり直しだ。

しかし、今の職場で続ければ、マイナスからのやり直しとなる。

そこまでの覚悟があるのか。もう甘えた考えは許されない。努力は人の三倍は必要となる。

人生は、いつでも、本気かどうかが試される。

それでいいのか。

悔いはないのか。

だから、今の時間を大切にしなければならない。

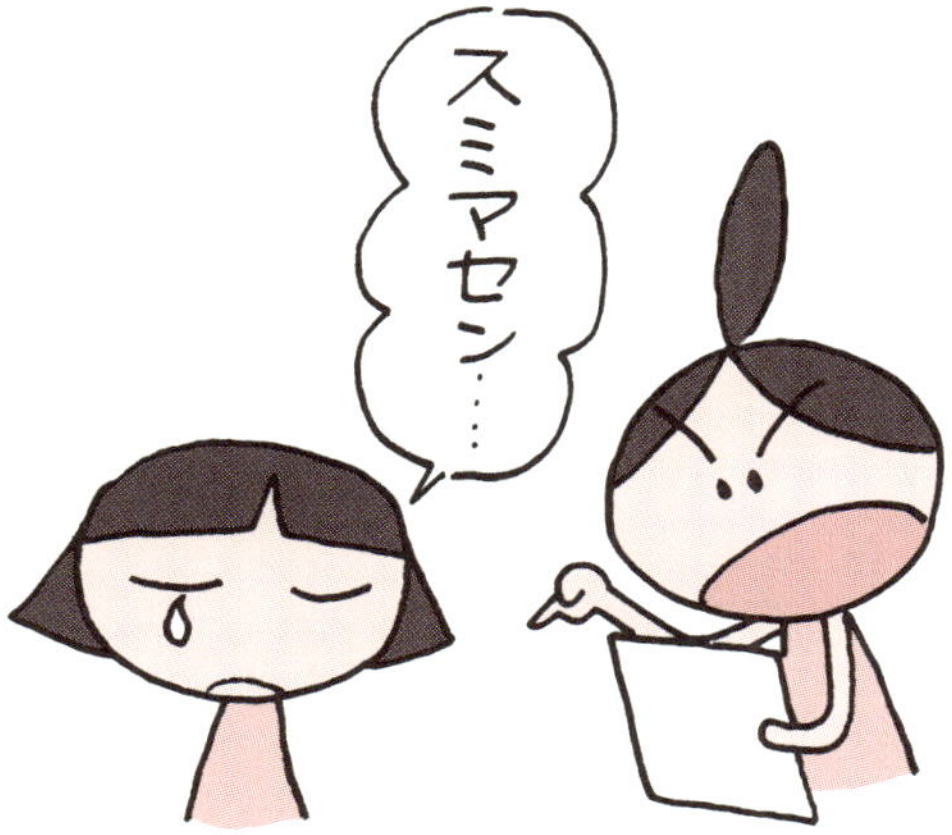

《山本五十六の語録》

やってみせ　言って聞かせて　させて見せ
ほめてやらねば　人は動かじ
話し合い　耳を傾け　承認し
任せてやらねば　人は育たず
やっている　姿を感謝で　見守って
信頼せねば　人は実らず

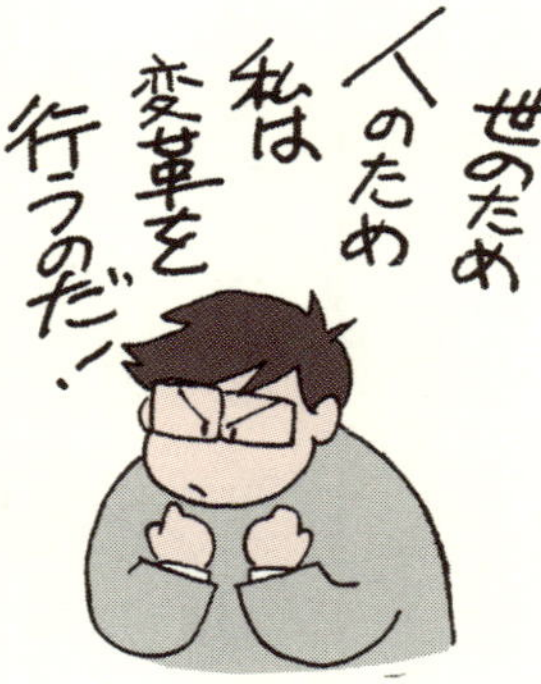

苦しいこともあるだろう
言いたいこともあるだろう
不満なこともあるだろう
腹の立つこともあるだろう
泣きたいこともあるだろう
これらをじっとこらえてゆくのが
男の修行である

さいごに

この度も最後までお読み頂きまして、ありがとうございました。

仕事の視える化シリーズの中でも、この人材育成は、人とのかかわりであるからこそ視えにくい部分が存在しています。それでもあえていろいろなツールを使いながら、少しずつでも視えるようにしていこうと、この本は、書き続けました。

多くの方々とのかかわりの中で、人は成長していきます。

感謝する気持ちを持ち、前向きに、真摯な態度で仕事に取り組み続ければ、人生は必ず豊かになるはずです。

みんなでよい職場を作ることで、よりよい歯科医療サービスを地域に提供していきましょう。

今回も、難しいテーマを形にしてくださいました医歯薬出版株式会社に、深謝致します。

ありがとうございました。

参考文献

1 金井壽宏：仕事で「一皮むける」。光文社、2008。
2 金津健治：目標管理の手引。日本経済新聞出版社、1995。
3 田尾雅夫：モチベーション入門。日本経済新聞社、1998。
4 OJTソリューションズ：トヨタの「問題解決」で会社が変わる！。KKベストセラーズ、2008。
5 若松義人：なぜトヨタは人を育てるのがうまいのか。PHP研究所、2006。
6 若松義人：トヨタの上司は現場で何を伝えているのか。PHP研究所、2007。
7 アラン・プライス著、佐々木雅子訳：彼はいかにしてマネージャーからリーダーへと成長したか?。ディスカヴァー・トゥエンティワン、2004。
8 松下幸之助、松下政経塾編：リーダーになる人に知っておいてほしいこと。PTP研究所、2009。
9 桐村晋次：人材育成の進め方。日本経済新聞出版社、1985。
10 守島基博：人材マネジメント入門。日本経済新聞出版社、2004。
11 近藤哲生：はじめてのプロジェクトマネジメント。日本経済新聞社、2005。
12 古川久敬：チームマネジメント。日本経済新聞社、2004。
13 若松義人、近藤哲生：トヨタ式人づくりモノづくり　異業種他業種への導入と展開。ダイヤモンド社、2001。
14 グロービス・マネジメント・インスティテュート：MBA　人材マネジメント。ダイヤモンド社、2002。
15 田尾雅夫：組織の心理学（新版）。有斐閣、1991。
16 金井壽宏：働くひとのためのキャリア・デザイン。PHP研究所、2002。
17 金井壽宏：リーダーシップ入門。日本経済新聞出版社、2005。
18 寺澤弘忠：自立型キャリア時代の実践OJT。PTP研究所、2004。
19 高木浩人：組織の心理側面―組織コミットメントの探求―。白桃書房、2003。
20 中原　淳編著、荒木淳子、北村士朗、長岡　健、橋本　諭著：企業内人材育成入門。ダイヤモンド社、2006。
21 酒井　穰：はじめての課長の教科書。ディスカヴァー・トゥエンティワン、2008。
22 DIAMONDハーバード・ビジネス・レビュー編集部：人材育成の戦略　評価、教育、動機づけのサイクルを回す。ダイヤモンド社、2007。
23 茂木健一郎、NHK「プロフェッショナル」制作班：プロフェッショナル　仕事の流儀⑭。日本放送出版協会、2007。
24 OJTソリューションズ：トヨタの口ぐせ。中経出版、2006。
25 奥林康司：入門　人的資源管理。中央経済社、2003。
26 小野公一：キャリア発達におけるメンターの役割。白桃書房、2003。
27 大島　洋：管理職の心得。ダイヤモンド社、2010。
28 野中郁次郎、竹内弘高：知識創造企業。東洋経済新報社、2000。

29 伊藤　守、鈴木義幸、金井壽宏：コーチング・リーダーシップ。ダイヤモンド社、２０１０。
31 名倉広明：組織を活性化する技術—「いきいき」組織へのナビゲーション戦略。ファーストプレス、２００８。
32 P・F・ドラッカー：経営者に贈る5つの質問。ダイヤモンド社、２００９。
33 高橋伸夫：虚妄の成果主義—日本型年功制復活のススメ。シナノ、２００４。
34 小林惠智監修、⑭インタービジョン総合研究所著：プロジェクトリーダーのための［入門］チームマネジメント　6人で9人分の仕事をする組織最適化の法則。PHP研究所、２００１。
35 池田守男、金井宏壽：サーバント・リーダーシップ入門。かんき出版、２００７。
36 宗方比佐子、渡辺直登：キャリア発達の心理学。川島書店、２００３。
37 カール・アルブレヒト：逆さまのピラミッド。日本能率協会マネジメントセンター、１９９７。
38 遠藤　功：見える化。東洋経済新報社、２００５。
39 DIAMONDハーバード・ビジネス・レビュー編集部：【新版】動機づける力—モチベーションの理論と実践。ダイヤモンド社、２００９。
40 上田惇生：ドラッカー　時代を超える言葉—洞察力を鍛える１６０の英知。ダイヤモンド社、２００９。
41 チャールス・C・マンツ、ヘンリー・P・シムズ Jr：自律チーム型組織～高業績を表現するエンパワーメント～。生産性出版、１９９７。
42 マーカス・バッキンガム、カート・コフマン：まず、ルールを破れ　すぐれたマネージャーはここが違う。日本経済新聞社、２０００。
43 マーカス・バッキンガム、ドナルド・O・クリフトン：さあ、才能に目覚めよう　あなたの5つの強みを見出し、活かす。日本経済新聞社、２００１。
44 マーカス・バッキンガム：最高のリーダー、マネージャーがいつも考えているたったひとつのこと。日本経済新聞社、２００６。
45 ジョン・R・カッツェンバック、ダグラス・K・スミス：［高業績チーム］の知恵—企業を革新する自己実現型組織—。ダイヤモンド社、１９９４。
46 岡村一成：産業・組織心理学入門［第2版］。福村出版、２００３。
47 松村劭：情報収集の現実　なぜ歯科医院での指導に価値があるのか。日本経済新聞社、２００６。
48 ヘンリー・ミンツバーグ：マネージャーの仕事。白桃書房、２００５。
49 ダニエル・ゴールマン、リチャード・E・ボヤツィス：リーダーシップ教室、EQを超えて：SQリーダーシップ。DIAMONDハーバード・ビジネス・レビュー別冊、２０１０。
50 Robert L. Katz：Skills of an Effective Administrator. DIAMONDハーバード・ビジネス・レビュー、１９７４。
51 ラム・チャラン：リーダーを育てる会社つぶす会社　人材育成の方程式。英治出版、２００４。
52 ケン・ブランランチャード、ドリア・ジガーミ、マイケル・オコーナー、カール・エデバーン：リーダーシップ行動の源泉。ダイアモンド社、２００９。
53 フレデリック・ハーズバーグ：仕事と人間性　動機づけ—衛生理論の新展開。東洋経済新報社、１９６８。
54 ウィルソン・ラーニング・ライブラリー：「心の合い鍵」の見つけ方。東洋経済新報社、２００８。
55 小原啓子他：輝く華の歯科衛生士—これからの歯科医院経営をチームで考える。医歯薬出版、２００６。
56 D・F・エーベル：事業の定義—戦略計画策定の出発点。千倉書房、１９８４。
57 井上善開：図解経営計画。経林書房、１９９４。

共に歩んだ亡き友へ

昨夜、松山の仕事を終えると、ある方から電話をいただいた。

「古賀さんが亡くなられたことを知ってらっしゃいますか」

半信半疑で聞いた。


彼は、日本の歯科技工士として世界に目を向けていた。

海外で義歯を展示し、インターネットを使い世界に向けて仕事を受けると発信した。

遅くまで仕事をしても、彼の方が長くパソコンがついている。

自分より、遅くまで仕事をする人間はそう多くない。

「そろそろ寝ないと明日に響くよ」

毎日のように、私達の業界の発展について話をした。

事故の前日も普段と同じように話したよね。

事故の日は、パソコンが立ちあがっていなかった。

早く寝る日もあるんだ。また自転車で遠出だなって思っていた。


いつも、いつもありがとう。

志は引き継がれてるよ。私の中にも。

【編著者略歴】

小《お》原《ばら》啓《けい》子《こ》

1980年　広島歯科衛生士専門学校卒業
　　　　広島歯科衛生士専門学校教員
1989年　広島口腔保健センター主任歯科衛生士
2000年　広島高等歯科衛生士専門学校教務主任
2004年　産業能率大学情報経営学科卒業
2006年　広島大学大学院社会科学研究科、マネジメント専攻
2007年　デンタルタイアップ代表、歯科衛生士　修士(マネジメント)　経営士
2011年　株式会社デンタルタイアップ設立　代表取締役　修士(マネジメント)　経営士
2015年　神奈川歯科大学短期学部客員教授

主な著書
歯科衛生士のための「P-I型歯周病治療ブック」　1992年
はいしゃさんのアチョー女神さま　1996年　医歯薬出版
花の歯科衛生士 歯周治療にチャレンジ　2000年　医歯薬出版
チョーイケテル 花の歯科衛生士　2000年　医歯薬出版
これでチョーカンペキ歯科衛生士の新・歯周治療の本　第1版　1996年，第6版　2010年　医歯薬出版
輝く華の歯科衛生士　2006年　医歯薬出版
チームで取り組む歯科医院の活性化　2009年　医歯薬出版
歯科医院の活性化　仕事の視える化シリーズ
　Part 1 マニュアル作りで仕事を視える化　2010年　医歯薬出版
　Part 2 5Sで仕事の視える化　2010年　医歯薬出版
　Part 4 ホンマモンの歯科医療スタッフ　2011年　医歯薬出版
歯科医院“経営の心得”　2012年　医歯薬出版
はいしゃさんの仕事段取り術　2014年　医歯薬出版
はいしゃさんの仕事カイゼン術　2016年　医歯薬出版

【イラスト】

真《ま》砂《さご》　武《たけし》

1963年福岡県生まれ
5人の子供を持つ感性豊かな会社員。いつも小原の本のイラストを担当

歯科医院の活性化　仕事の視える化シリーズ
Part 3　人財として人を育てる　ISBN978-4-263-44613-3

2011年 3 月 1 日　第1版第1刷発行
2016年 7 月10日　第1版第2刷発行

編著者　小　原　啓　子
発行者　大　畑　秀　穂
発行所　医歯薬出版株式会社
〒113-8612　東京都文京区本駒込1-7-10
TEL.(03) 5395-7638(編集)・7630(販売)
FAX.(03) 5395-7639(編集)・7633(販売)
http://www.ishiyaku.co.jp/
郵便振替番号 00190-5-13816

乱丁，落丁の際はお取り替えいたします.　印刷・真興社／製本・榎本製本

© Ishiyaku Publishers, Inc., 2011. Printed in Japan

本書の複製権・翻訳権・翻案権・上映権・譲渡権・貸与権・公衆送信権(送信可能化権を含む)・口述権は，医歯薬出版(株)が保有します．
本書を無断で複製する行為(コピー，スキャン，デジタルデータ化など)は，「私的使用のための複製」などの著作権法上の限られた例外を除き禁じられています．また私的使用に該当する場合であっても，請負業者等の第三者に依頼し上記の行為を行うことは違法となります．

JCOPY ＜(社)出版者著作権管理機構 委託出版物＞
本書をコピーやスキャン等により複製される場合は，そのつど事前に(社)出版者著作権管理機構(電話03-3513-6969，FAX 03-3513-6979，e-mail:info@jcopy.or.jp)の許諾を得てください．